健康ライブラリー　イラスト版

認知行動療法のすべてがわかる本

千葉大学大学院
医学研究院教授　清水栄司　監修

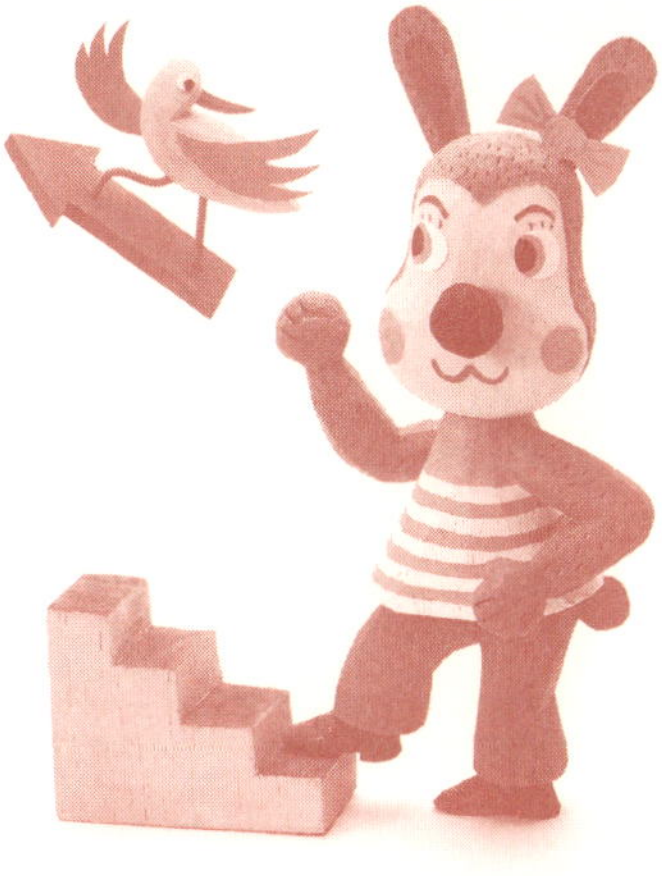

講談社

まえがき

認知行動療法は、うつ病や不安障害に対する治療の第一選択です。この本はタイトルどおり、認知行動療法のすべてがわかる本をめざしました。本としては、かなり成功していると思いますので、ぜひお買い求めになって、じっくりとお読みください。

しかし、「認知行動療法のすべてがわかる」ためには、本を読むだけでなく、熟練した認知行動療法の専門医、専門セラピストといっしょに、認知行動療法を実際にやってもらうのがなによりです。認知行動療法をほかの人にとてもよいものだとすすめることができるとき、あなたは、すべてがわかったといえるのです。

認知行動療法の専門家は、患者さんが治療にかんたんにとりくめるように、できるかぎりの工夫をしています。患者さんは、自分に知識や技術がないことを心配する必要はありません。でも、少しでも知識や技術があれば、治療がより進むことは間違いありません。そういう意味でも、いろいろな方法で認知行動療法を学ぶのは非常によいことです。

さて、認知行動療法の熟練した専門家は、国内外で非常に不足しています。イギリスでは、希望する全国民が認知行動療法を受けられるように、二〇〇八年から国家的な巨額の予算をつけて、専門家の養成をはじめました。

いっぽう、日本では自殺者年間三万人超えが二〇一一年まで一〇年以上つづいてきました。心の健康問題のために休職・失職する人の増加もみられます。しかし、長く医療費の抑制政策がとられ、とくに心の医療に関しては、非常に安い料金が定められています。

二〇一〇年からうつ病など気分障害への認知行動療法が保険点数化され、二〇一六年からは不安障害にも適応が拡大されましたが、まだ不十分です。国民一人ひとりが、良質な認知行動療法を誰もが受けることができる、「健康で安心して住める社会」の実現を、保険点数や国の予算に反映してもらうように、要望することが重要だと思います。ぜひ、声をあげてください。

千葉大学大学院医学研究院教授
清水 栄司

認知行動療法のすべてがわかる本

もくじ

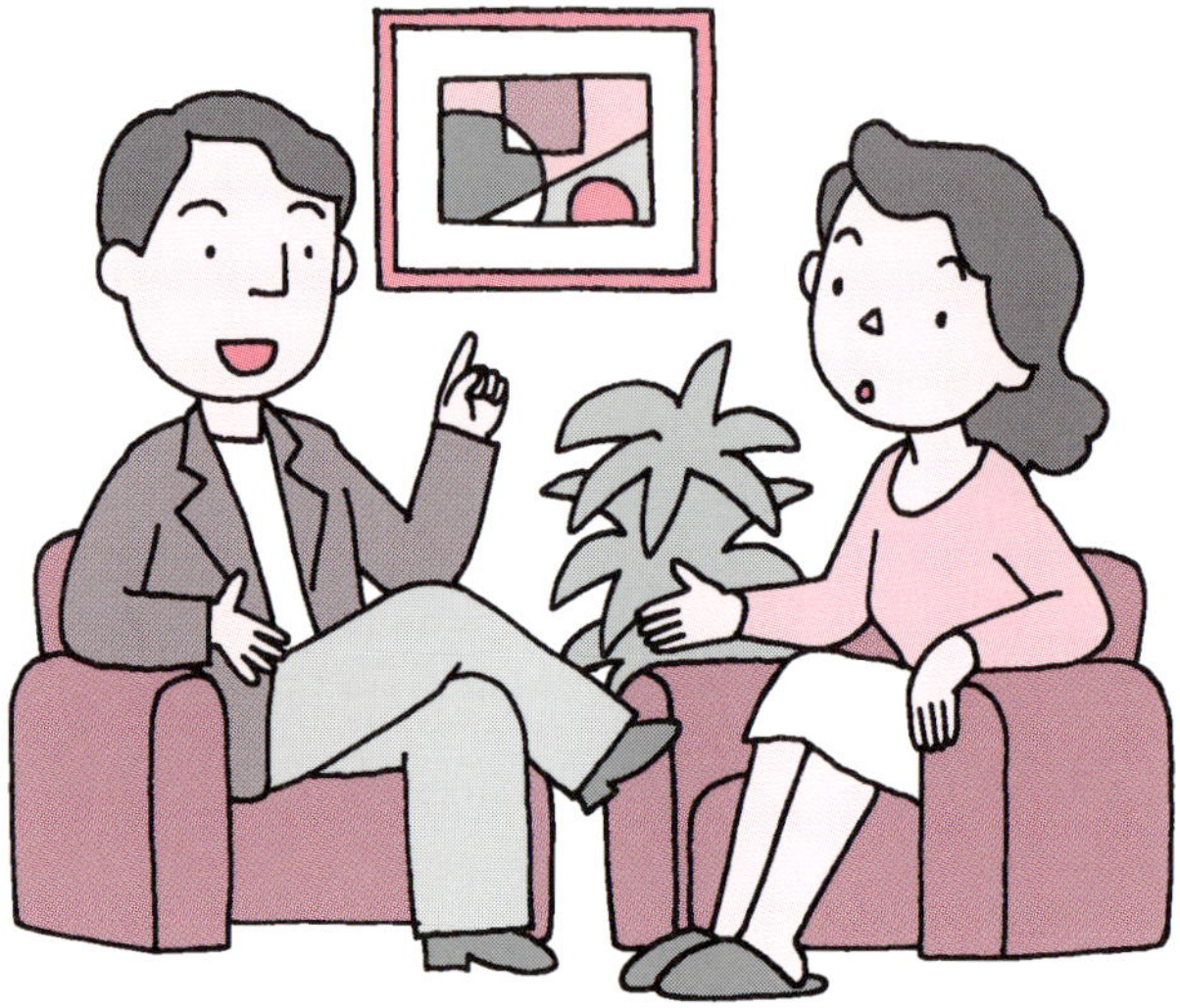

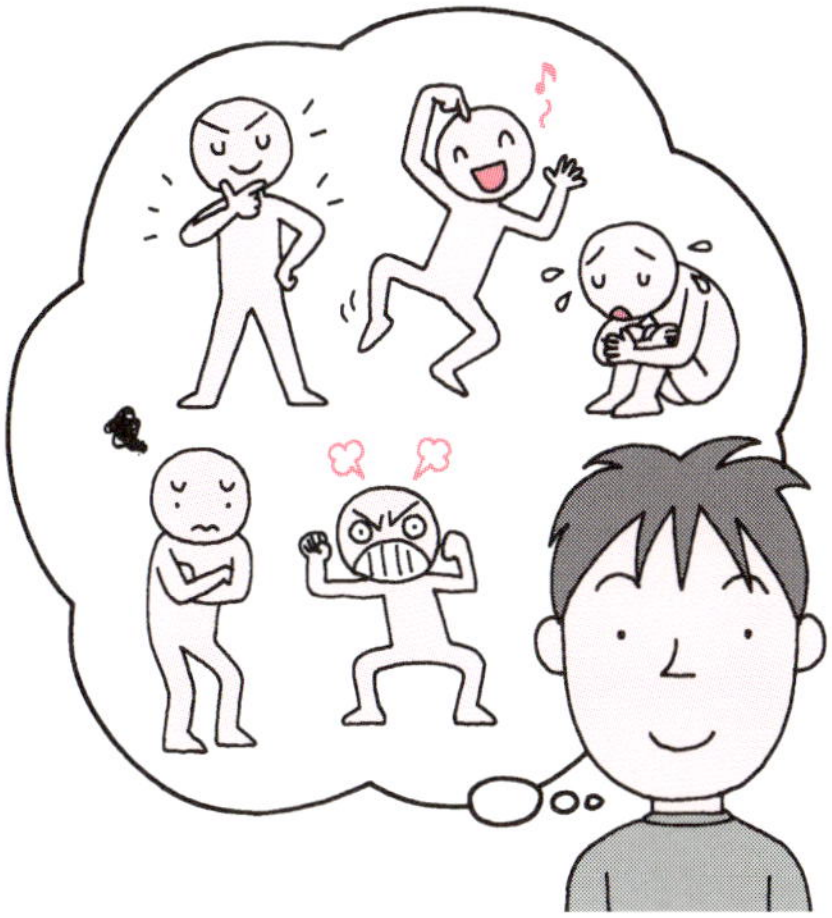

3 患者さんと治療者の共同作業

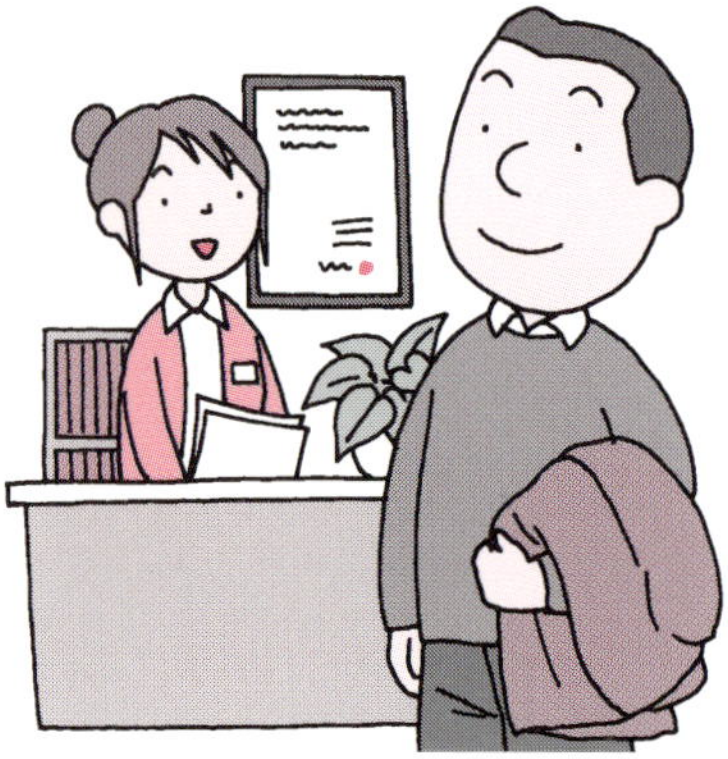

4 主なターゲットはうつと不安 65

5 治療はどこで受けられるのか 89

かんたんテスト

「認知」を数字にしてみよう！

認知行動療法の「認知」とは、ひとことでいえば「考え」のことです。かんたんなテストを通じて、自分の認知を実感してみましょう。

AからHまでの文章について、あなたはそれぞれ、どれくらい確信をもてますか？　0%から100%まででで答えてください。左ページの確信度を参考に、空欄に数字を書きこんでいきましょう。

A
地球は丸い
□%

B
サンタクロースは実在する
□%

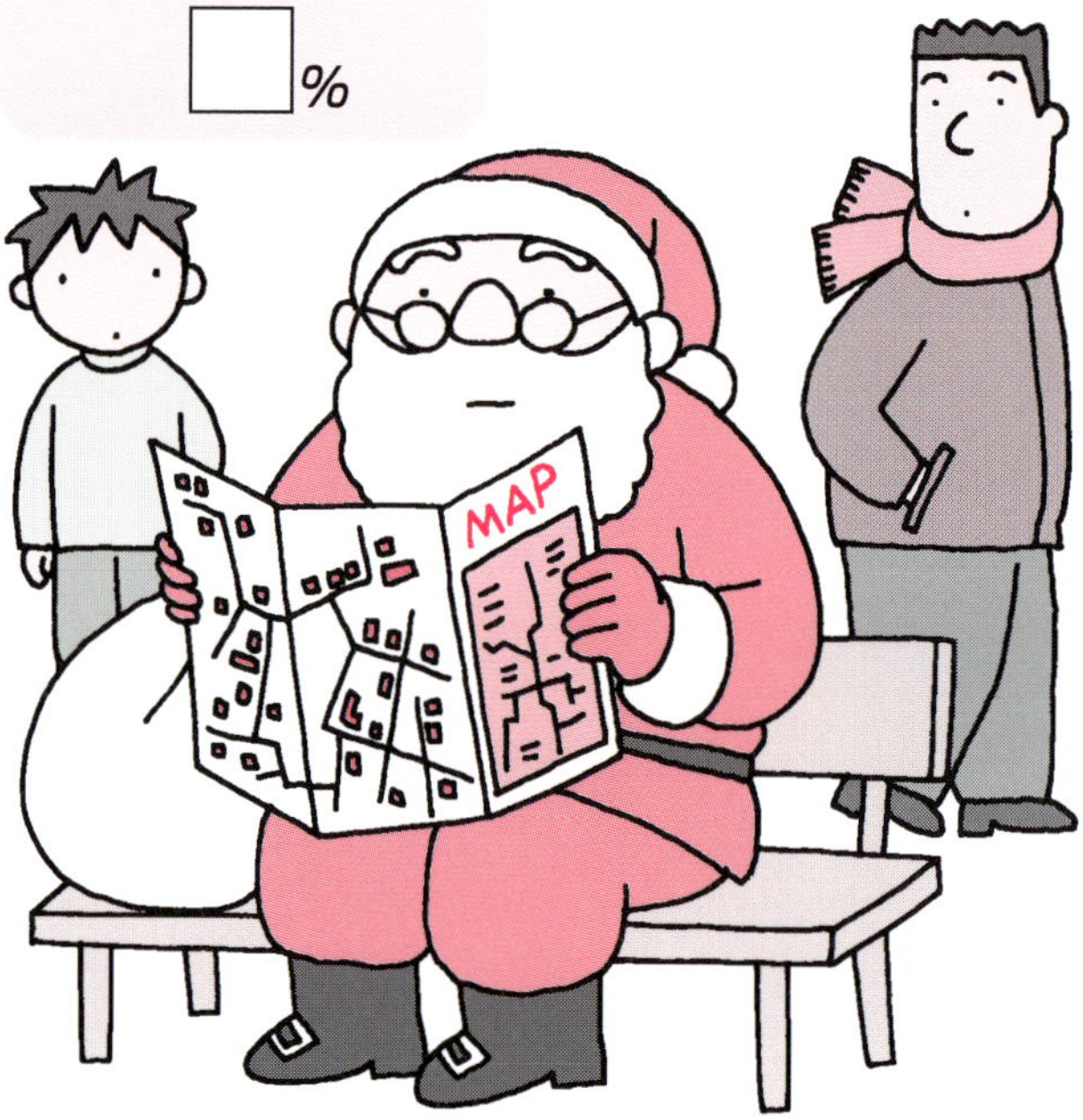

次のクリスマスに向けて、プレゼントを配りまわるための下見をしているかも？

C
いまの仕事は自分には荷が重い
□%

D
明日は晴れる
□%

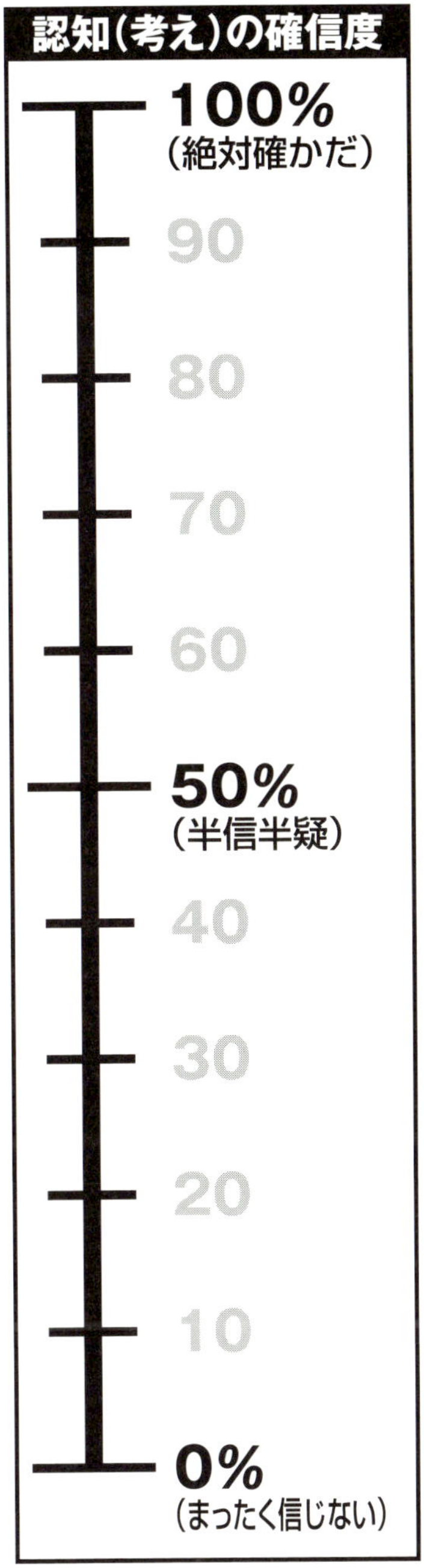
認知（考え）の確信度
100%
（絶対確かだ）
90
80
70
60
50%
（半信半疑）
40
30
20
10
0%
（まったく信じない）

F

自分は
ルックスが悪い

□%

E

次に乗る飛行機は
墜落する

□%

「鉄のかたまりが空を飛ぶなんて……」と考えはじめると、急に不安になる？

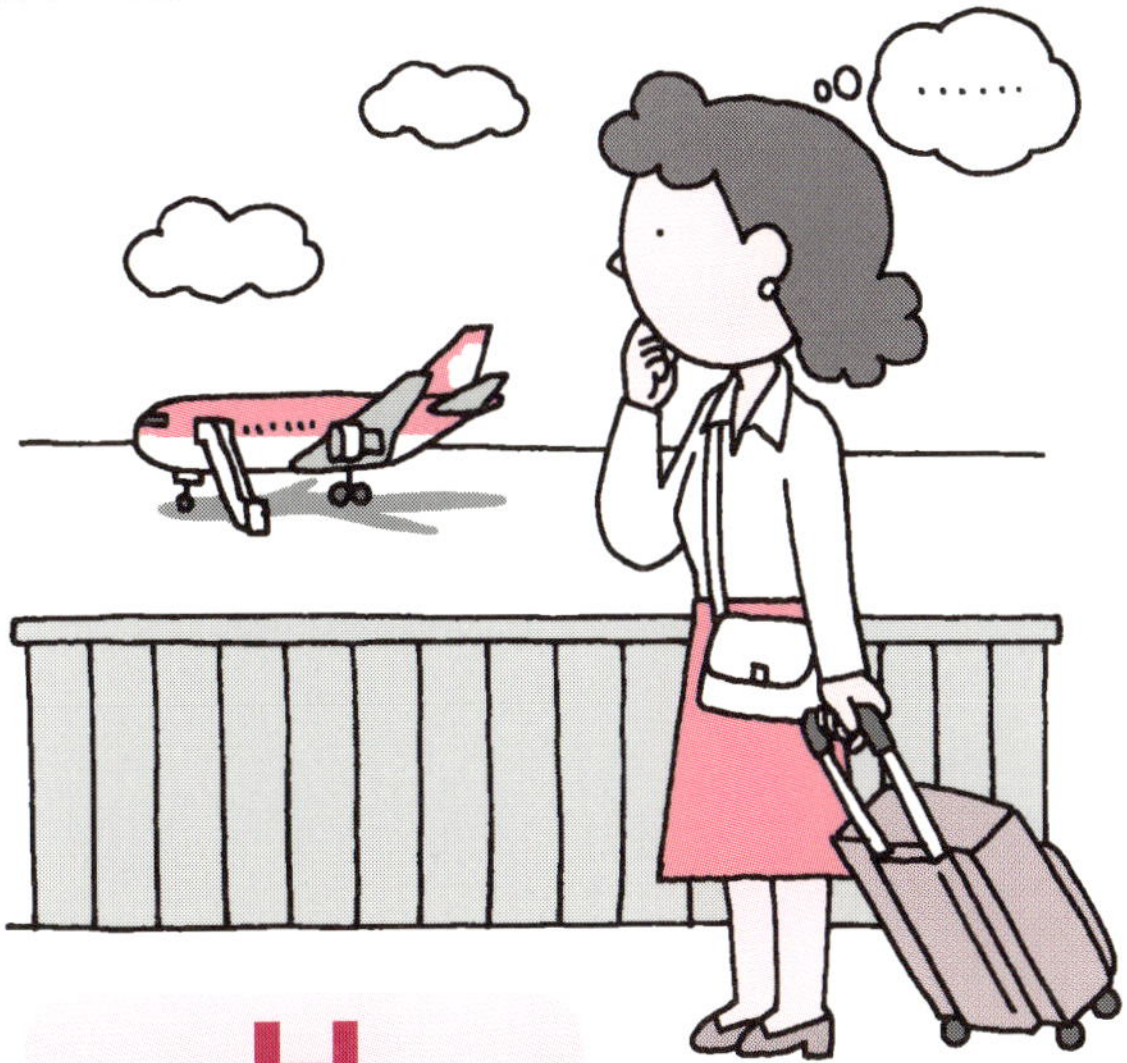
……

H

初対面の人とも
仲良くなれる

□%

G

人類は猿から
進化した

□%

このテストは、常識や知識を問うものではありません。あなたの主観的な考えをはかるものです。できるところだけでもよいので、書いてみてください。なんでも試してみるのが、認知行動療法の第一歩です。

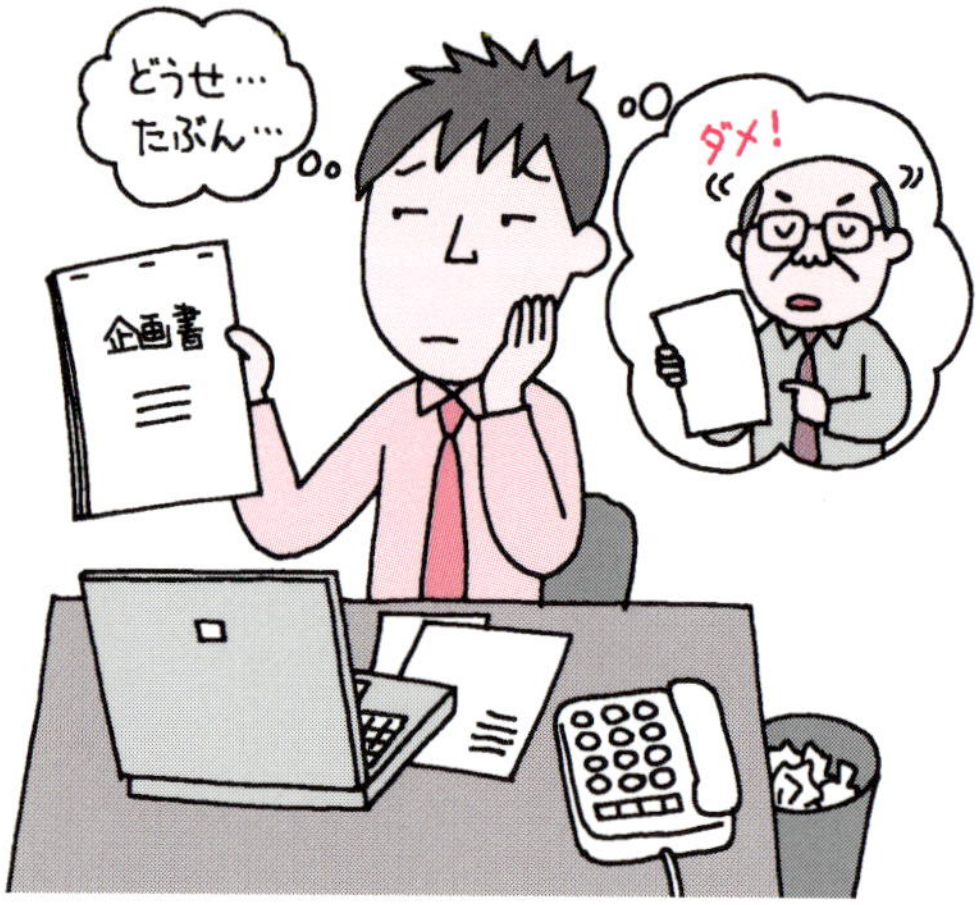

設問Cに対して「この仕事はたぶん無理だ」と思うか、「努力次第だ」と思うか、人それぞれ違う。同じ人でも、朝と夜では確信度が変わる

P6～7の設問に対する回答を、大きく2つに分けてみましょう。ひとつは「地球は丸い」などの常識的な設問への回答。もうひとつは「いまの仕事は自分には荷が重い」などの、生活面への設問に対する回答。それらは時代や状況によって、数値がさまざまに異なります。

C、D、F、Hは確信度が柔軟に変わる

仕事や人間関係に対する考え方は、気分や性格、状況、経験などによって柔軟に変わる。A、B、E、Gと違って、気の持ちようで確信度が変えられる

A、B、E、Gは0か100になりやすい

地球やサンタクロースについては、100%確信できるか、まったく信じられないか、どちらかになりやすい。誰しも常識だと考えがちで、その数値を変えるのは難しいが、変えることもできる

うつ病や不安障害の人の場合は

C、D、F、Hにも0か100で答える場合があり、また、その考えをなかなか変えられない。「自分はダメ人間だ」などと確信していて、気分が落ちこみ、不安になり、行動にも悪影響が出る。そのような人に「考え方を変えて」と助言するのは、「地球は平らだと思って」と言うのと同じくらい難しいこと

なんでも0か100か両極端に考えてしまう

認知行動療法にとりくんでみよう！

そのように、考え（認知）が変えられず苦しんでいる人のたすけとなるのが、認知行動療法。自分の思考パターンをつかみ、それを変えていくことができる。考えが変えられれば、感情も変わり、行動も変わり、生活が改善する。設問C、D、F、Hの回答がいつも変えられない人は、認知行動療法にとりくんでみよう！

認知行動療法で考え方が柔軟になる！

1

共感的で、効果的な治療法

認知行動療法は、体系がしっかりしているせいか、
患者さんたちに「難しそう」「大変そう」
というイメージをもたれがちです。
実際は、患者さんの状態や希望にそっておこなう、
共感的な治療であり、なおかつ、効果も高い手法です。
まず、認知行動療法へのイメージを見直してください。

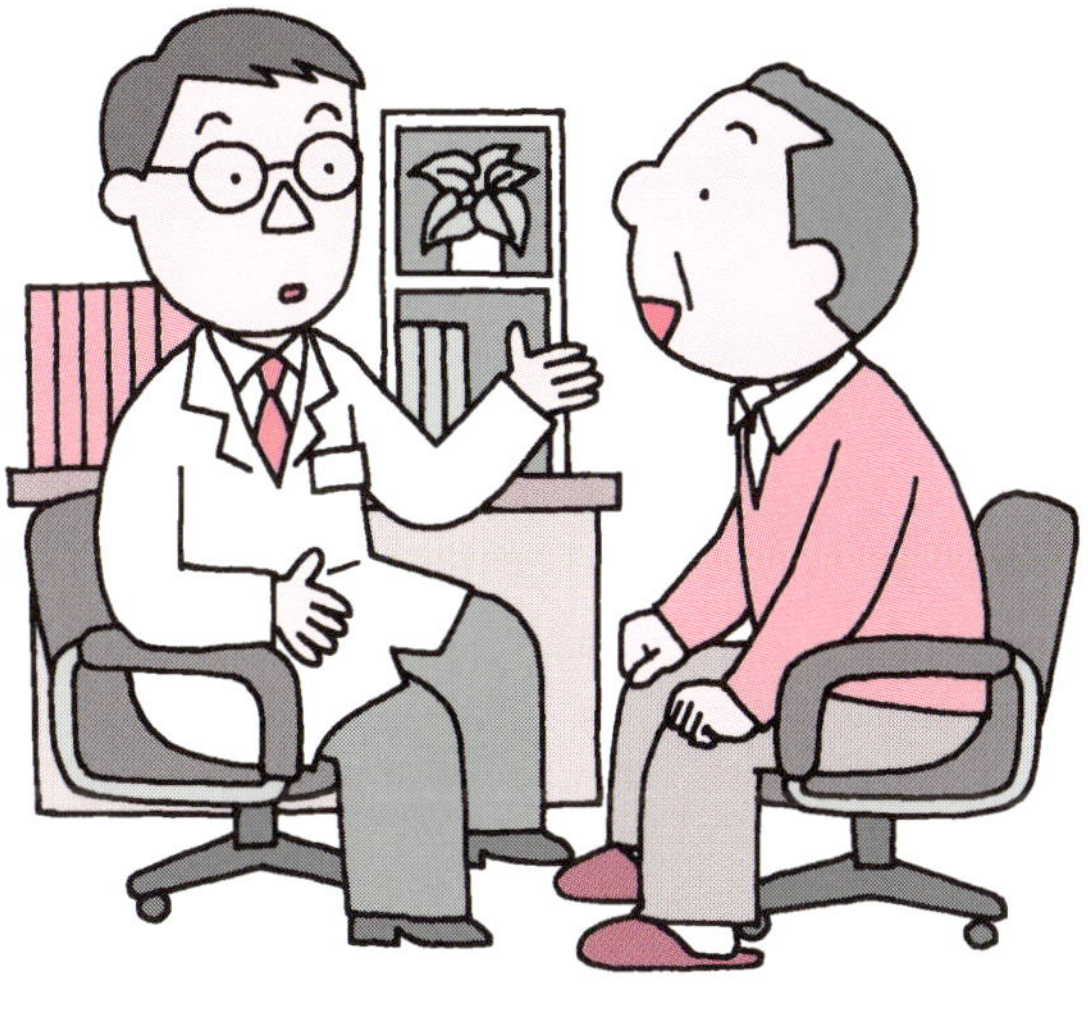

従来の精神療法、精神分析との違い

心の病気の治療は、治療者（医師やセラピストなど）が患者さんの気持ちを受け止めることからはじまります。認知行動療法（ＣＢＴ）もその点は同じです。違いはその先にあります。

従来の手法のよさはそのまま

精神科の面接には、3つの特徴があります。受容・共感・傾聴《けいちょう》です。患者さんをあたたかく迎え入れるというよさがあるのです。そのよさは、認知行動療法にも受け継がれています。

患者さんの気持ちを受け止め、共感的に話を聞くところは、従来の手法と変わらない

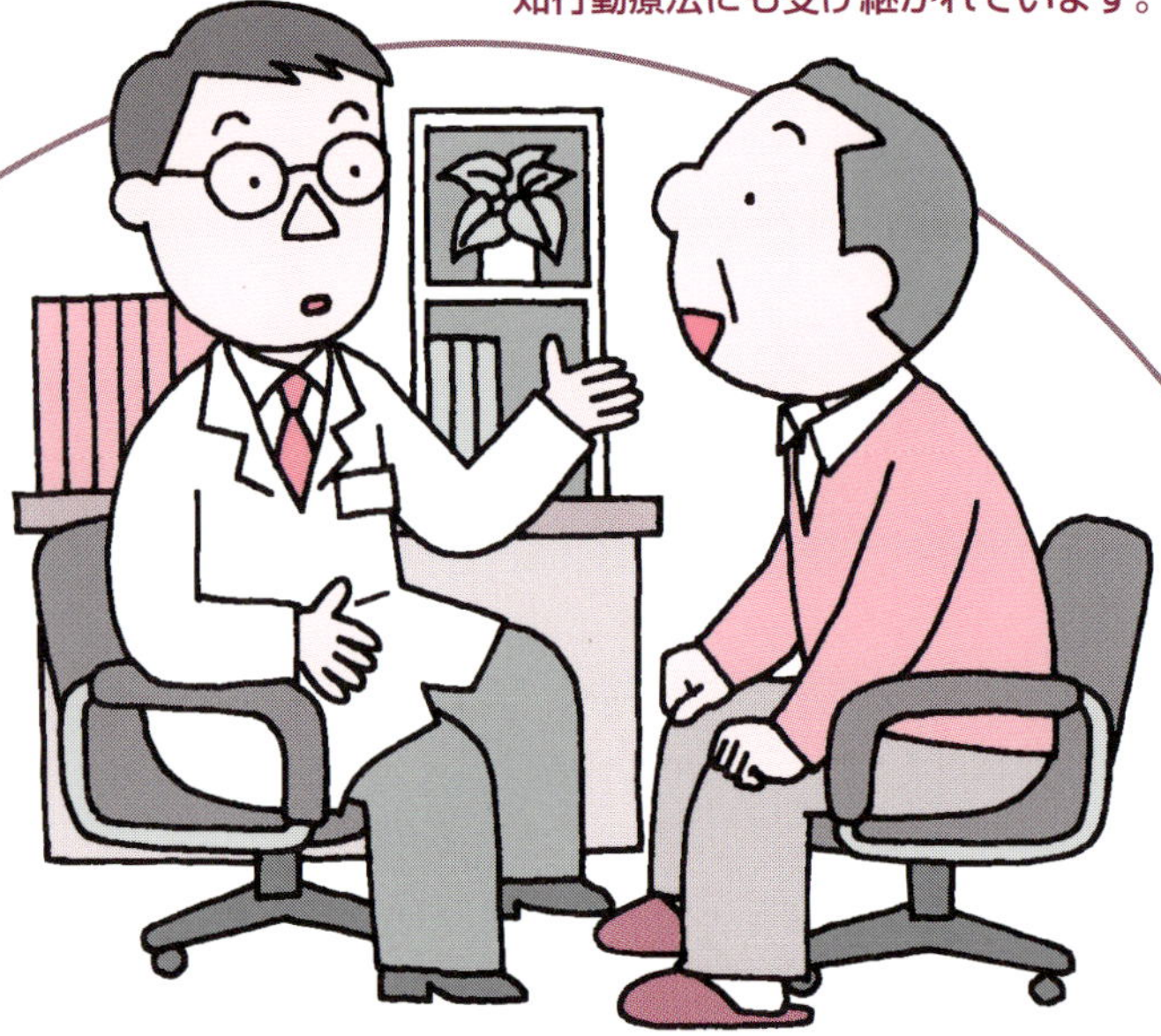

支持的精神療法（支持的心理療法）

受容・傾聴・共感によって、患者さんを支持（サポート）しつづけ、病状の好転を待つ方法

受容。突拍子もないことを言っても、受け止めてくれる。否定されない

共感。つらい気持ちを自分のことのように、できるかぎり理解しようとしてくれる

傾聴。あれこれ指示をせず、まず話を聞いてくれる。聞く姿勢に徹している

精神分析*

患者さんが心の奥底（無意識）におさえつけている欲求を分析して気づかせ、そのために生じていた症状を改善する手法

＊創始者フロイトが生きた19世紀末から20世紀には、欲求を抑圧する人が多かった

プラスアルファがある

認知行動療法は、従来の手法と同じように患者さんを受け止めることからスタートしますが、そのあとの対応が、従来よりも実践的です。患者さんの問題に応じて、具体的な解決策をいっしょに探し、それを生活のなかで応用することを重視します。

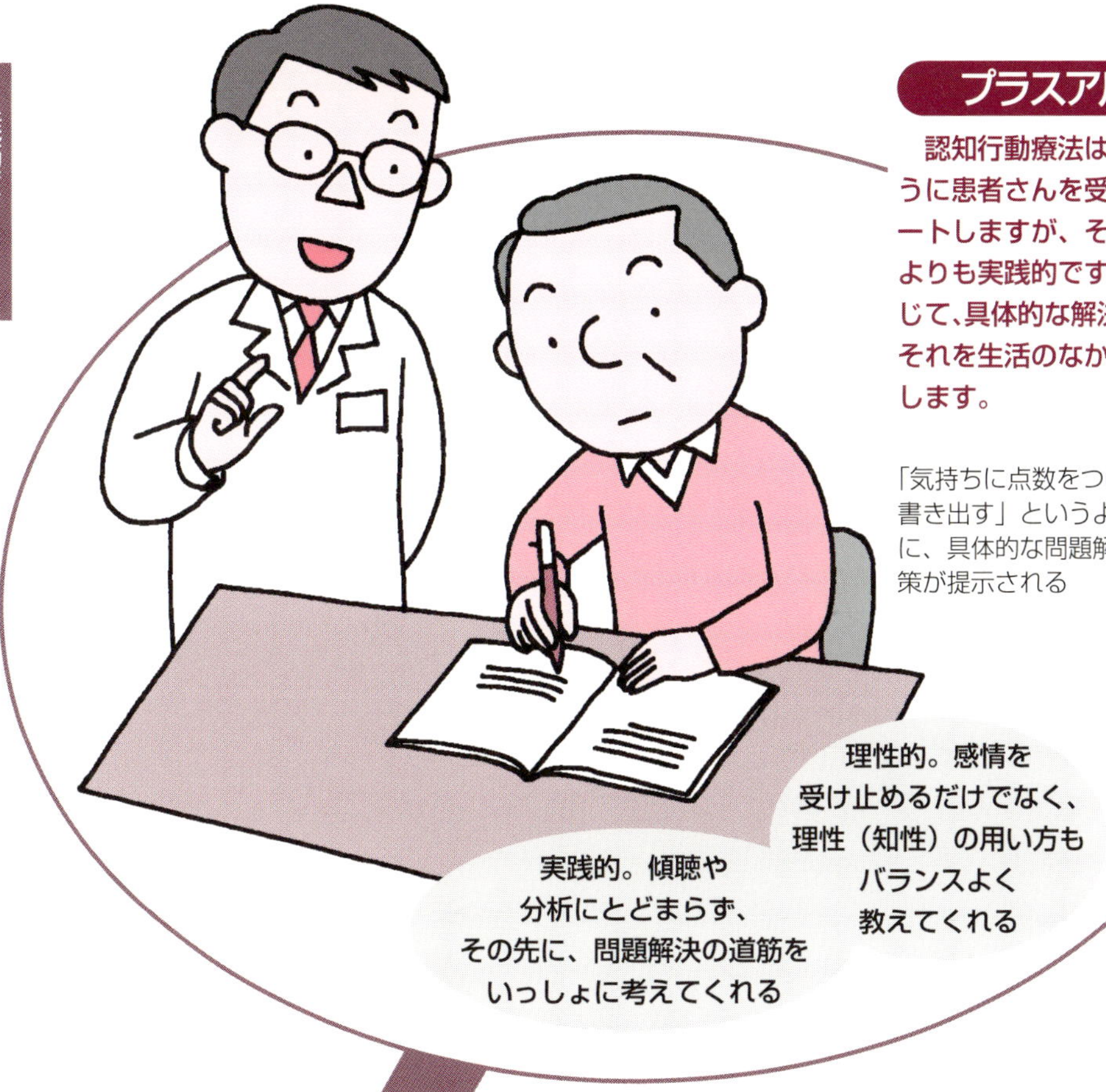
理性的。感情を受け止めるだけでなく、理性（知性）の用い方もバランスよく教えてくれる
実践的。傾聴や分析にとどまらず、その先に、問題解決の道筋をいっしょに考えてくれる

「気持ちに点数をつけ、書き出す」というように、具体的な問題解決策が提示される

認知行動療法
（CBT：Cognitive Behavioral Therapy）

精神療法の一種。患者さんの感情をあたたかく受け止める側面と、理性的に解決策を探していく側面を、兼ね備えている

あたたかくて、なおかつ実践的

認知行動療法は、患者さんのありのままの気持ちを受け止めることと、患者さんの状態を変えて治療していくこと、そのふたつを同時におこなう治療法です。

受容と変化という、相反する要素を扱っているため、治療者にとっては難しい治療法です。しかしそれゆえ、患者さんにとってはあたたかく、そのうえ効果も高い治療法となるのです。

認知療法と行動療法はコインの裏表

認知行動療法は、認知療法と行動療法の二つが統合された治療法です。二つの治療法はどちらも同じように重要で、コインの裏表のような相関関係があります。

どちらも認知と行動の関連を活用している

認知と行動は密接に関係しているため、認知療法を受ければ、行動療法的な技法にも接することになります。治療の効果も、認知面と行動面、両方に出ます。

認知療法と行動療法には、それぞれに歴史があります。区別することもできます。しかし実際には、表裏一体の治療法となっているのです。

それら二つの治療法を統合させたのが、認知行動療法です。どちらにもかたよらずに、認知と行動を両方とも改善していきます。

いっぽうは認知（考え方）の見直し

認知療法は、考え方に働きかける治療法です。思考のパターンが極端に悲観的・否定的になっている場合などに、その修正をはかることができます。

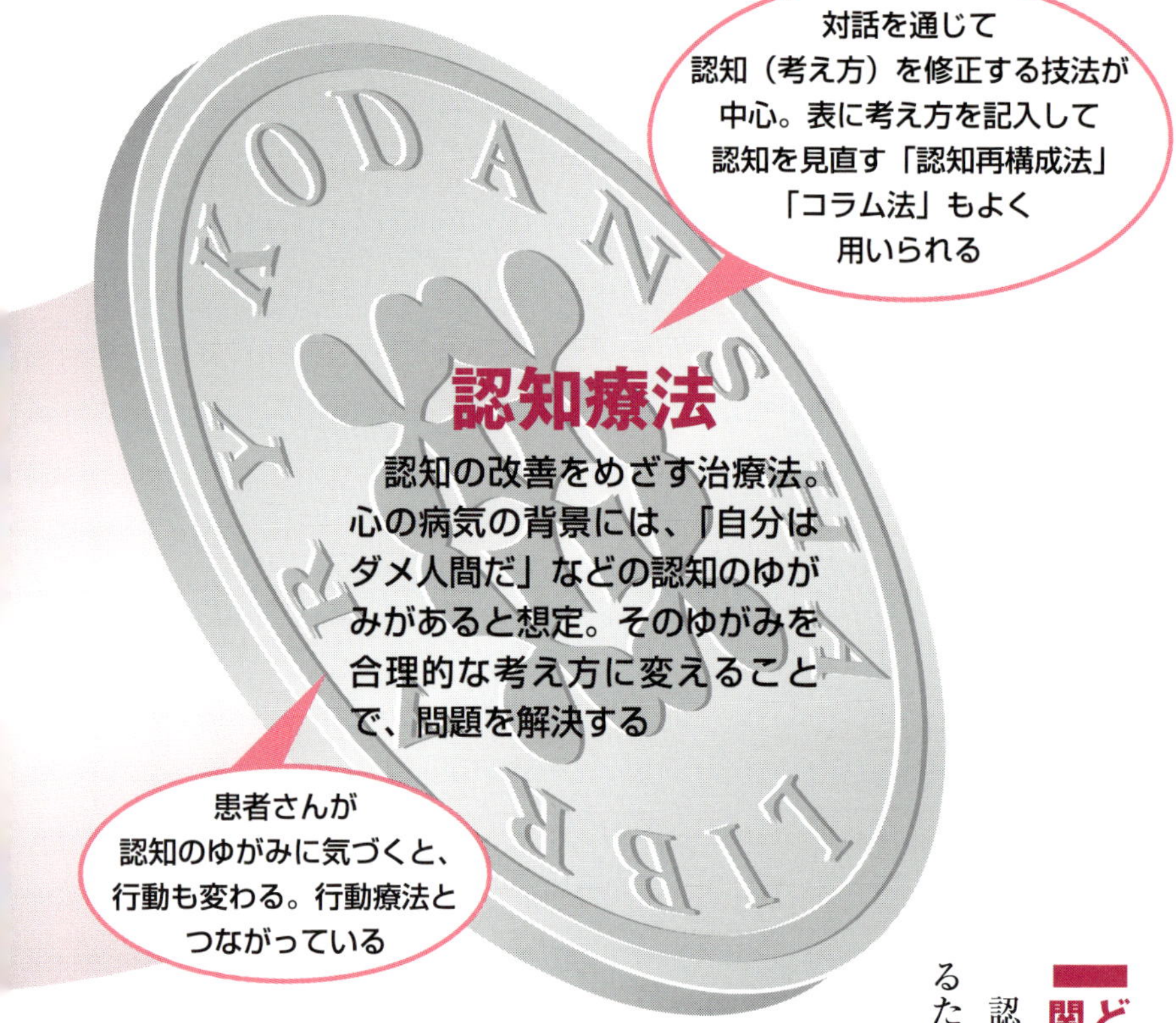
認知療法
認知の改善をめざす治療法。心の病気の背景には、「自分はダメ人間だ」などの認知のゆがみがあると想定。そのゆがみを合理的な考え方に変えることで、問題を解決する
対話を通じて認知（考え方）を修正する技法が中心。表に考え方を記入して認知を見直す「認知再構成法」「コラム法」もよく用いられる
患者さんが認知のゆがみに気づくと、行動も変わる。行動療法とつながっている

もういっぽうは行動の見直し

行動療法は、文字通り行動面に働きかける治療法です。生活には必要ない不合理な行動が、くせのようになり、生活上の支障となっているとき、その習慣を変えることに用いられています。

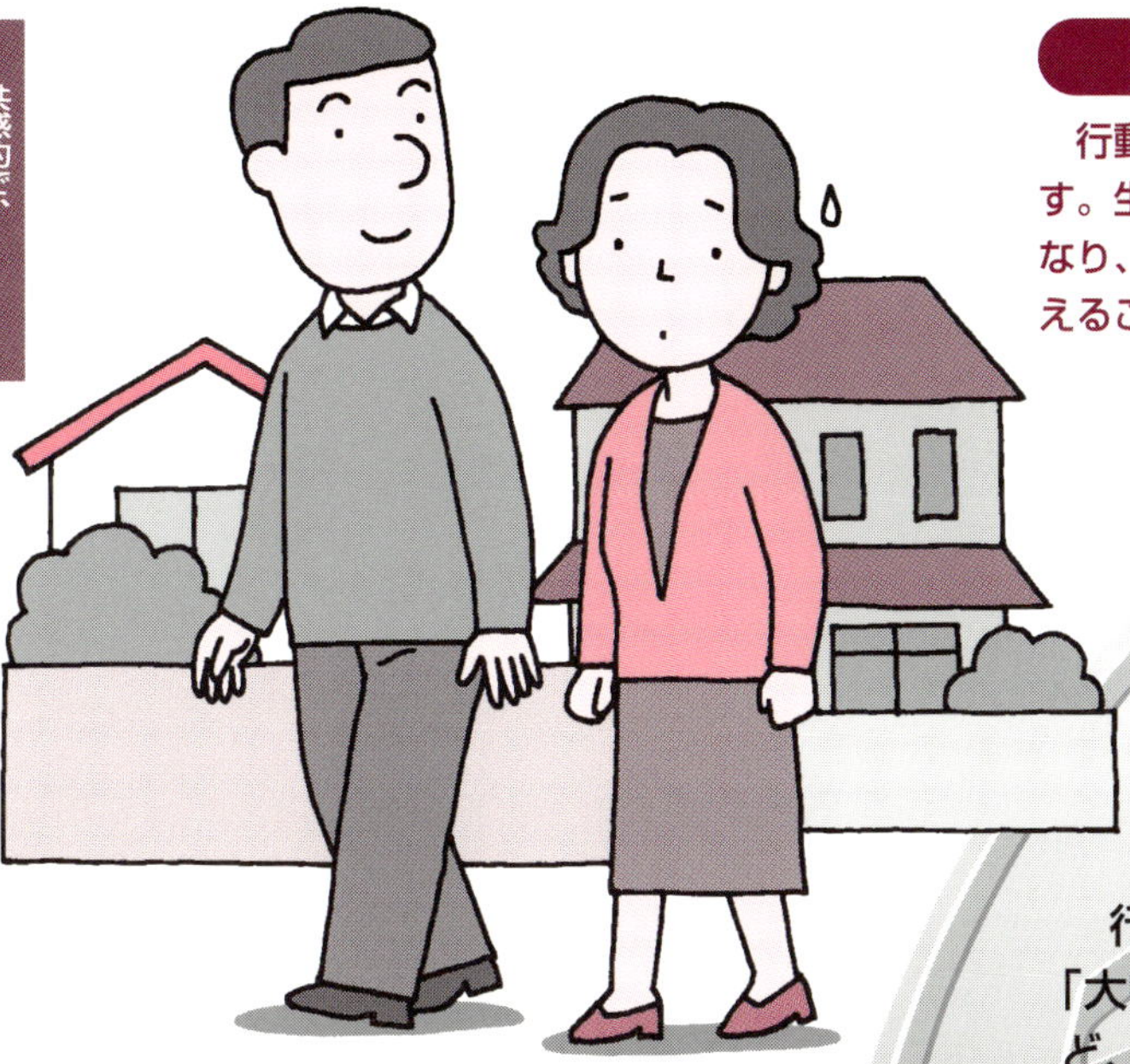

パニック障害で電車に乗れない人は、家族といっしょに近所を散歩することからスタートして、じょじょに行動範囲を広げていく。それが行動療法

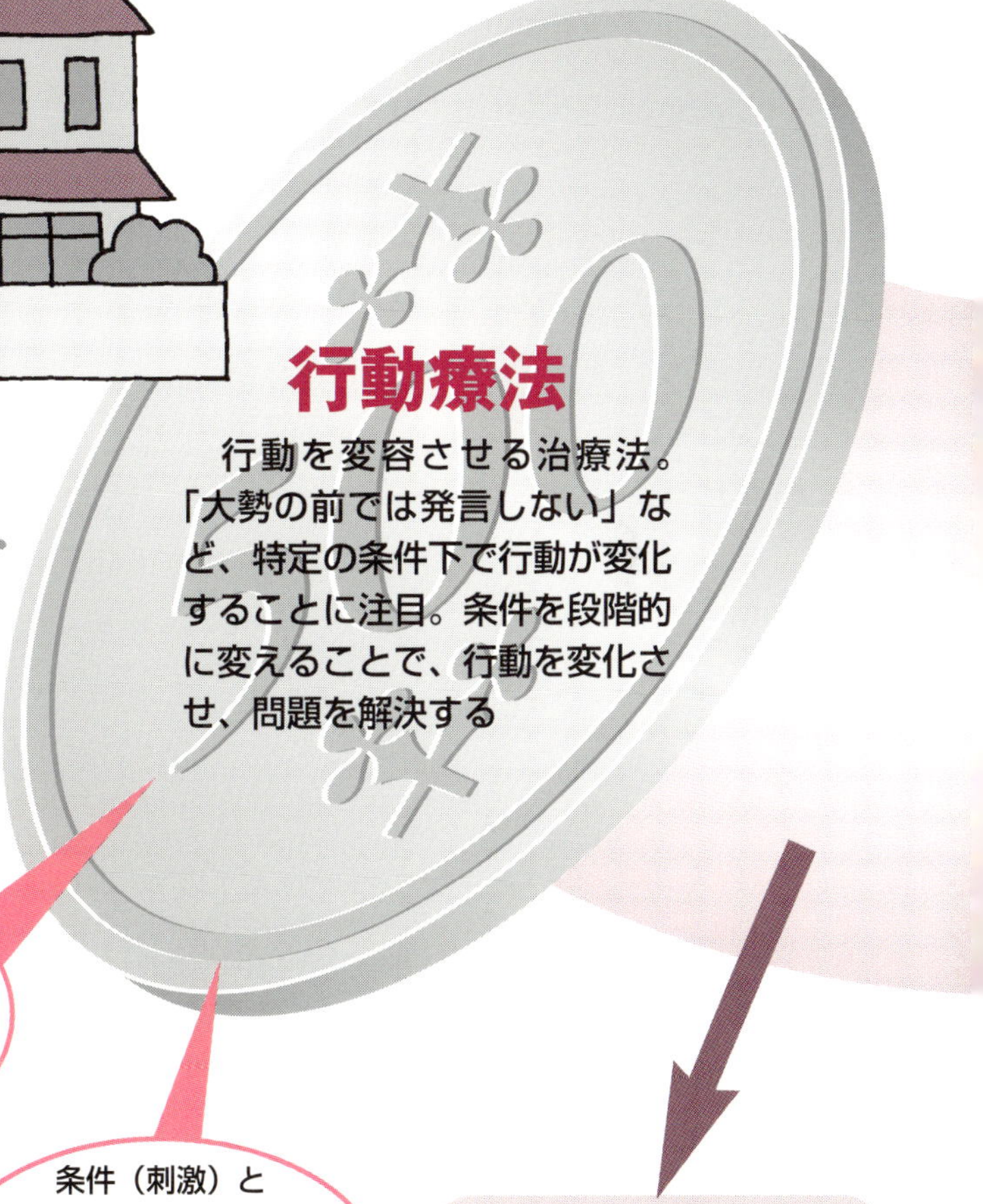

行動療法

行動を変容させる治療法。「大勢の前では発言しない」など、特定の条件下で行動が変化することに注目。条件を段階的に変えることで、行動を変化させ、問題を解決する

あえて不安にふれる「エクスポージャー（曝露《ばくろ》）」、やりたいことをやる「行動活性化」などの技法がある

条件（刺激）と行動の間には、必ず認知が介在している。認知療法とつながっている

効果も表裏一体

認知療法と行動療法は、表裏一体の関係にある。認知が変われば行動も変わる。その逆も同じことがいえる

うつ病・不安障害の治療の第一選択

イギリスやアメリカなどの国々では、認知行動療法がうつ病・不安障害治療の第一選択になっています。その根拠（エビデンス）として、治療効果を示すデータが提示されています。

薬と同等かそれ以上の効果

精神科医療はこれまで、従来の精神療法と薬物療法を中心としておこなわれてきました。

海外では近年、それらの治療法に加え、認知行動療法がさかんに用いられるようになってきました。

認知行動療法には薬物療法と同等の効果があるといわれ、さらに、効果の持続時間だけをとってみれば、薬物療法より長いことが認められています。それらの裏付けによって、認知行動療法の重要性が高まっているのです。

イギリスでは、うつ病と不安障害の治療ガイドラインで、認知行動療法を第一選択としています。アメリカでも同様です。

科学的な根拠がある

認知行動療法は、その治療効果が科学的に認められています。うつ病や不安障害の人が、標準的な認知行動療法を熟練したセラピストとおこなえば、半数以上の人が完治するという根拠があります。

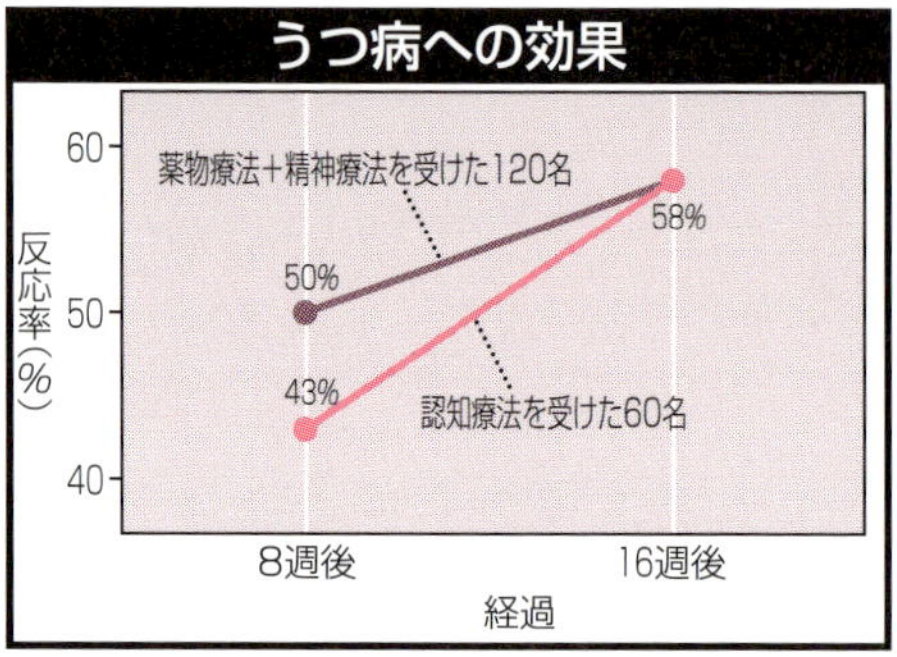

うつ病への効果
60
50
40
反応率（%）
薬物療法＋精神療法を受けた120名
50%
58%
43%
認知療法を受けた60名
8週後
16週後
経過

中等度から重度のうつ病患者に治療をおこなったときの反応率。反応率は治療効果が出た割合のこと。認知療法には、薬物療法と同等の効果がある

（DeRubeis,Rj,Hollon,SD et al. Arch Gen Psychiatry 2005;62:409-416より）

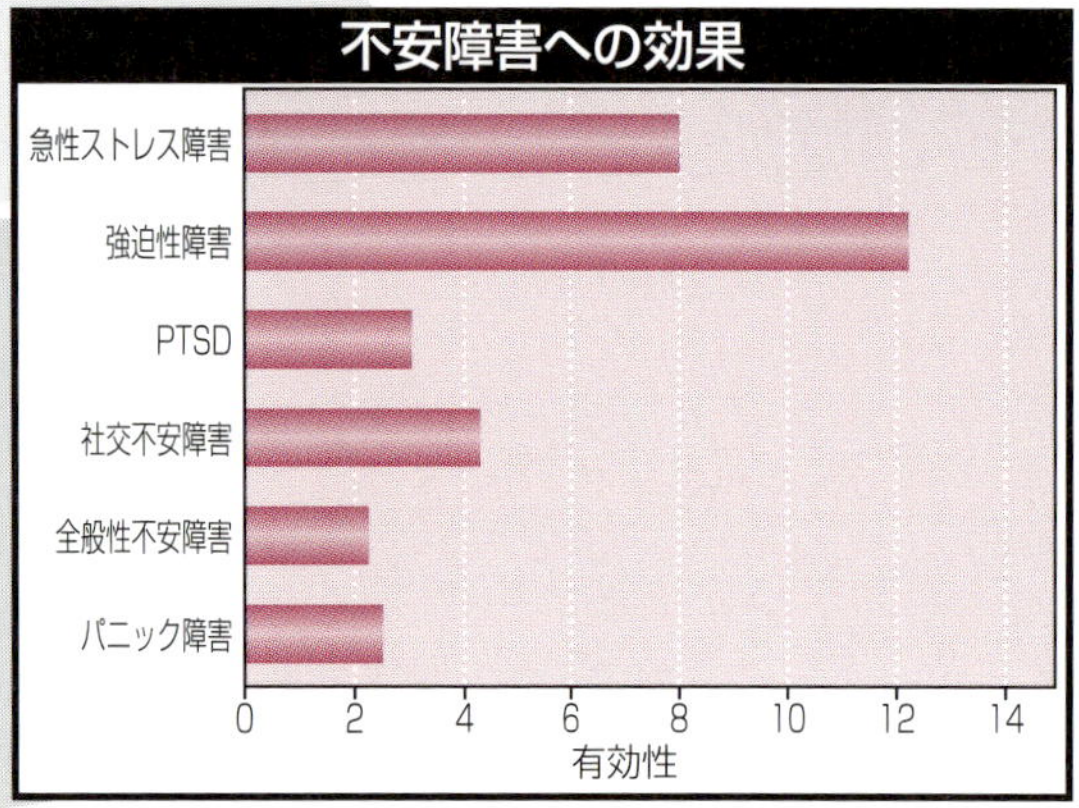

不安障害への効果
急性ストレス障害
強迫性障害
PTSD
社交不安障害
全般性不安障害
パニック障害
0
2
4
6
8
10
12
14
有効性

有効性の数値が高いほど、治療効果が高いということになる。このデータでは、不安障害のなかでも強迫性障害への効果が高いことがわかる

（Hofmann SG,et al. J Clin Psychiatry. 2008;69(4):621-632より）

認知療法には行動的なアプローチも含まれるため、認知行動療法と同様と考える

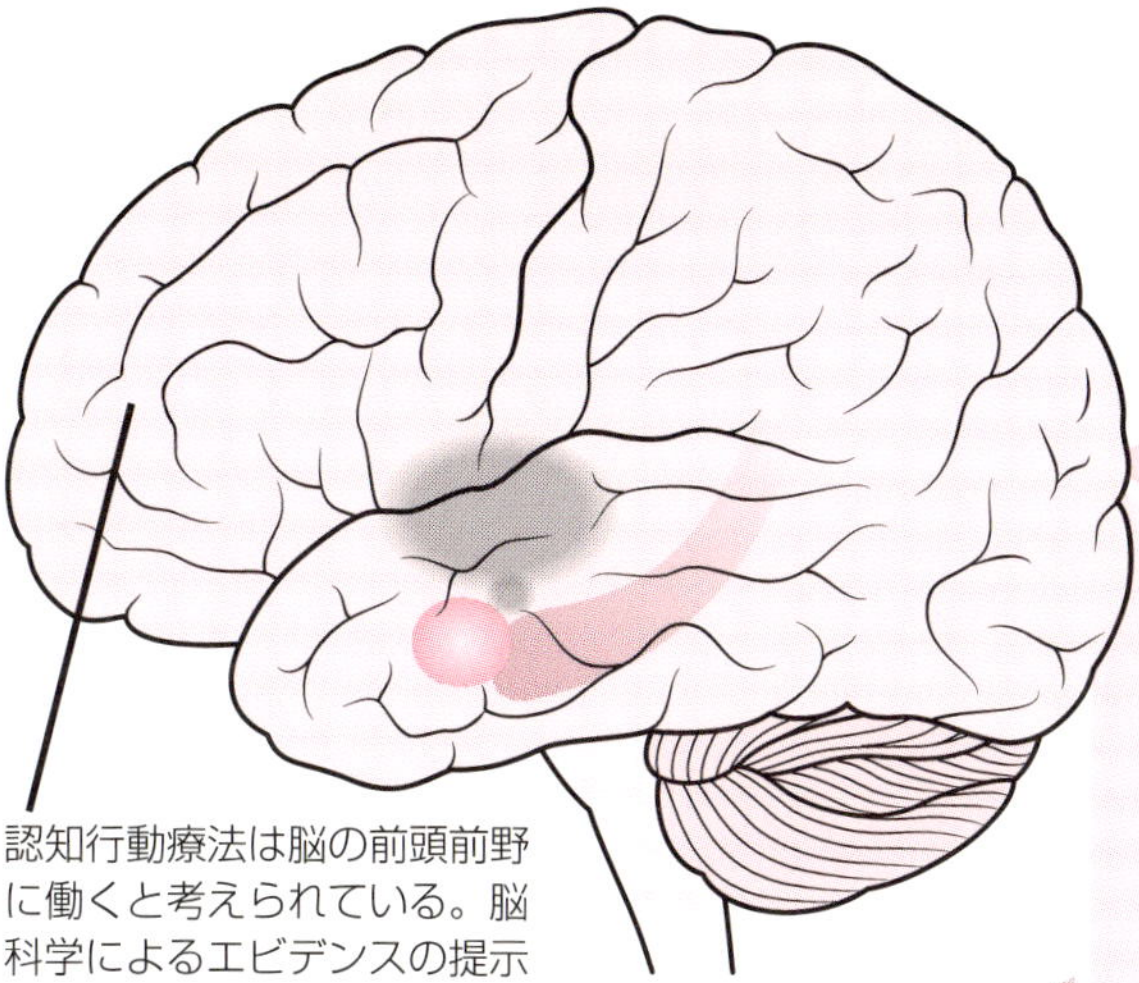

認知行動療法は脳の前頭前野に働くと考えられている。脳科学によるエビデンスの提示も期待される

第一選択

海外のガイドラインにしたがえば、認知行動療法はうつ病・不安障害の第一選択となる

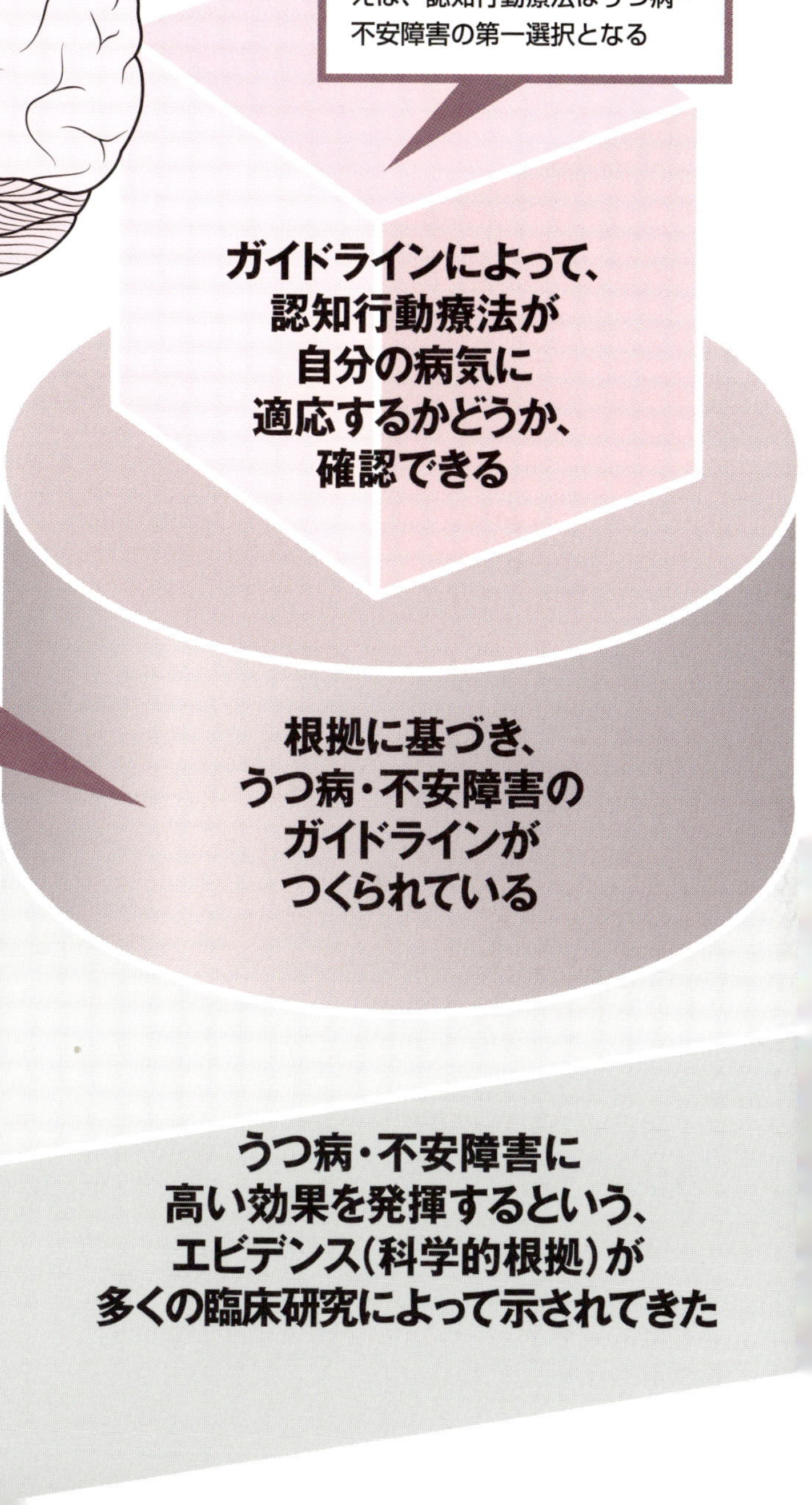
ガイドラインによって、認知行動療法が自分の病気に適応するかどうか、確認できる
根拠に基づき、うつ病・不安障害のガイドラインがつくられている
うつ病・不安障害に高い効果を発揮するという、エビデンス（科学的根拠）が多くの臨床研究によって示されてきた

イギリスのガイドライン

NICE（国立医療技術評価機構）が不安障害の医療ガイドラインで、認知行動療法、薬物療法の治療効果を認めている。とくに持続時間では認知行動療法を優位に置いている

アメリカのガイドライン

NIMH（国立精神衛生研究所）がうつ病・不安障害の第一選択を薬物療法あるいは認知行動療法のどちらかとしている。また、アメリカ精神医学会はパニック障害の治療について、薬物療法と認知行動療法は効果の優劣がつけがたいとしている

科学的根拠に基づく医療を、エビデンス・ベースド・メディスン（EBM）という。認知行動療法がそのEBMにあたる。データがあり、それが根拠となり、そのうえで選択されるため、高い効果が期待できる

認知行動療法とは

薬物療法とじょうずに使い分ける

認知行動療法には、薬物療法と同等の効果がありますが、それは、薬がまったく必要ないということではありません。二つの治療法を使い分けると、さらに効果が高まります。

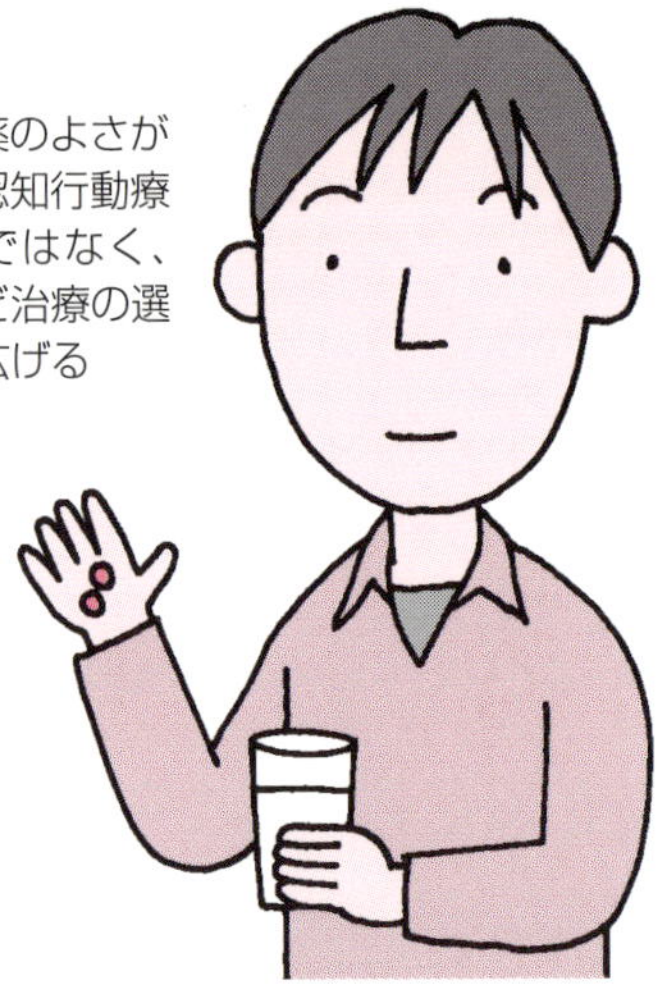

薬には薬のよさがある。認知行動療法単独ではなく、併用など治療の選択肢を広げる

併用でも使い分けでもよい

症状の強さや種類にあわせて、認知行動療法と薬物療法を使い分けるのが、最善の策です。どちらかの治療法で十分な効果が得られなかった場合、同時並行的におこなうこと（併用）が選択されます。

パターン1

認知行動療法からはじめる。副作用で薬がのめない場合や、患者さんが薬をのむことに強い抵抗を感じる場合などにおこなうパターン。軽症のうつ病をはじめて発症したときに適している

薬物療法
＋
認知行動療法

パターン2

薬物療法からはじめる。激しい症状を薬でおさえてから認知行動療法に入る場合と、薬の効果が十分ではないために認知行動療法に移行する場合がある。現在、日本でもっとも多いパターン

薬物療法
＋
認知行動療法

パターン3

2つの治療法を並行する。薬物療法で症状を緩和し、認知行動療法で生活を変える。相乗効果が期待できる。しかし、どちらの治療法がよかったか判断しにくいのが欠点

薬物療法
＋
認知行動療法

どちらがよいか適応を考える

精神疾患を治療するときには、認知行動療法を薬物療法と使い分けます。

うつ病で自殺願望が強かったり、十分な休養がとれないほど焦燥感が強かったりする場合には、薬を使います。

激しい症状をおさえるためには、認知行動療法より薬物療法のほうが適している場合もあるからです。

SSRIなどの薬と併用される

薬物療法では、ＳＳＲＩ（選択的セロトニン再とりこみ阻害薬）などの抗うつ薬や抗不安薬といった薬を使います。いずれも、脳に作用して精神症状に働きかける、向精神薬です。

薬物療法と認知行動療法は、脳への作用の仕方が違います。患者さんの症状や状態にあわせて、両方のよいところを活用すると、治療効果が高まるというわけです。

併用による治療効果

2つの治療法を併用したときの効果も、科学的に実証されています。併用という点でも、認知行動療法にはエビデンス（科学的根拠）があるのです。

パニック発作の消失効果

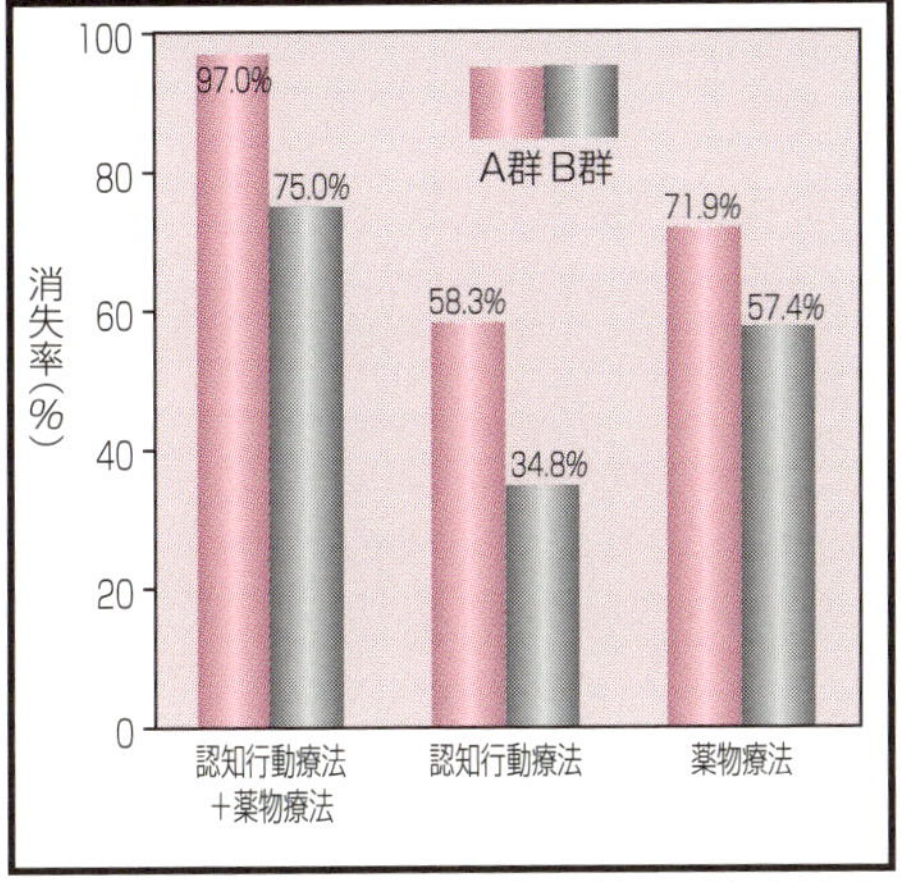
100
80
60
40
20
0
消失率（%）
A群 B群
97.0%
75.0%
58.3%
34.8%
71.9%
57.4%
認知行動療法＋薬物療法
認知行動療法
薬物療法

パニック障害のパニック発作に対する治療効果。A群は100名、B群は160名で集計。いずれも併用したほうが効果が高かった

(van Apeldoorn FJ, et al. Acta Psychiatr Scand 2008; 117(4):260-270より)

うつ病の再発防止効果

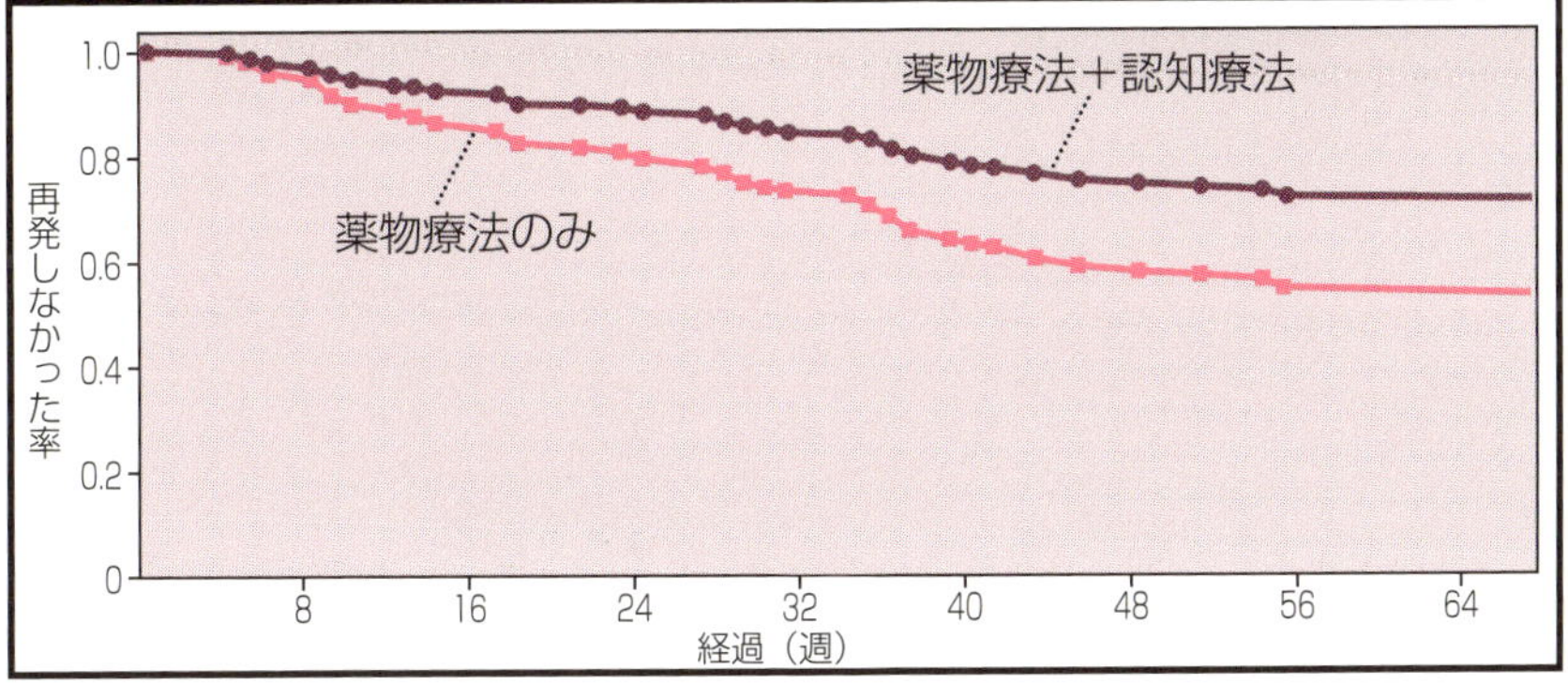
1.0
0.8
0.6
0.4
0.2
0
再発しなかった率
薬物療法＋認知療法
薬物療法のみ
8
16
24
32
40
48
56
64
経過（週）

うつ病治療後の経過を調べたデータ。2つの治療法を併用した人は、薬物療法単独使用の人より、再発しなかった率が高い

(Paykel et al., 1999より)

専門用語を覚える必要はない

認知行動療法の本や資料に目を通すと、さまざまな専門用語や研究者名が登場します。

情報が多くて、戸惑ってしまう人もいるかもしれませんが、それらの

ひと目でわかる

認知行動療法の広がり

2つの治療法が統合された

認知療法と行動療法という2つの治療法が、発展するにつれ、その領域を重ね合うようになり、やがて認知行動療法となりました。いまもさまざまな手法が開発され、認知行動療法はどんどん広がっています。

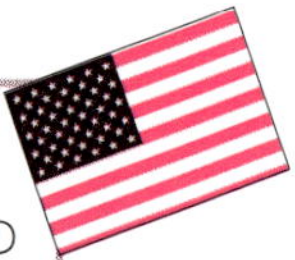

ベックが創始

認知療法は、アメリカのベックの抑うつ研究から生まれた。ベックは2006年に、ノーベル賞と同等ともいわれる医学賞・ラスカー賞を受賞。その功績は世界的に高く評価されている。認知療法家は抑うつをはじめとする精神疾患が、人間の思考（認知）のパターンによって、どれほど影響されるかを研究している

行動療法

1950年代に体系化された。さまざまな行動の研究からはじまり、不安障害治療の手法などに発展した

パブロフが有名

行動療法はスキナー、アイゼンクらによって形作られた。一般によく知られているのは「パブロフの犬」の実験。犬にベルの音を聞かせてから食べ物を与えると、やがて犬はベルの音を聞くだけで唾液を出すようになる。専門家は行動と条件について研究している

認知療法

1970年代に体系化された。抑うつ的な思考の研究からはじまり、うつ病治療の手法として発展した

ベックはもともと精神分析を手がけていた。精神分析の考え方はその後、さまざまに活用されている

精神分析

専門用語をなにもかも理解する必要はありません。

専門家はやさしい言葉で話す

実際に認知行動療法を受けるときには、医師やセラピストが必要なことを説明してくれます。また、患者さん一人ひとりにあわせてくれます。

多くの治療者は、難しい専門用語は使わず、やさしい言葉に置きかえて話します。

「専門用語が多くて難しそう」などと思わず、気軽に相談してください。

また、今日までの認知行動療法の発展は、下図をざっとながめるだけでも、把握できます。

西洋と東洋の融合

近年、海外ではマインドフルネスやアクセプタンスといった、自然をありのままに受け入れ、ともに生きる東洋的な考え方が再評価されている。

自然の克服を重視する欧米の文化にとって新たな発見であり、認知行動療法にもとりこまれてきているが、科学的に実証されるのはこれから

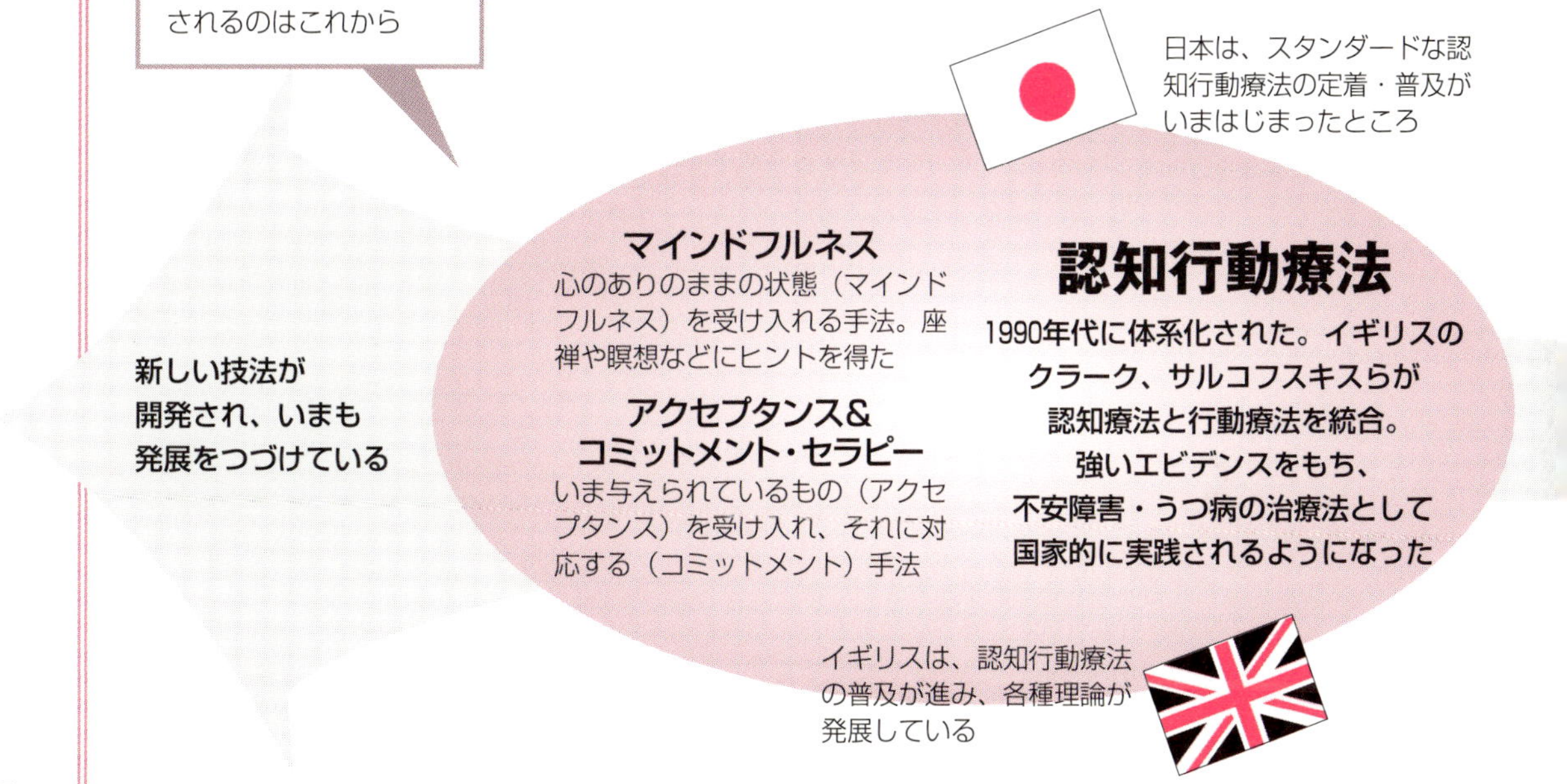
日本は、スタンダードな認知行動療法の定着・普及がいまはじまったところ
認知行動療法
1990年代に体系化された。イギリスのクラーク、サルコフスキスらが認知療法と行動療法を統合。強いエビデンスをもち、不安障害・うつ病の治療法として国家的に実践されるようになった
マインドフルネス
心のありのままの状態（マインドフルネス）を受け入れる手法。座禅や瞑想などにヒントを得た
アクセプタンス＆コミットメント・セラピー
いま与えられているもの（アクセプタンス）を受け入れ、それに対応する（コミットメント）手法
新しい技法が開発され、いまも発展をつづけている
イギリスは、認知行動療法の普及が進み、各種理論が発展している

認知と行動と感情の三つを考える

認知行動療法には、考え方の基本となる「型」があります。認知と行動と感情によって形作られる三角形です。その型をイメージしながら、本を読み進めてください。

理性と感情のバランスを重視

　人間は、理性一辺倒では生きられない生き物です。人間の脳には大脳皮質という、理性を生み出す部分と、大脳辺縁系という、感情を司る部分があります。

　理性と感情が、どちらも正常に機能している状態が、人間らしい姿なのです。

　現代の日本の社会では、成果主義で理性だけを重視するところがありますが、そうして感情の働きを封じるのは、不自然なことです。

　認知行動療法は、人が不自然な状態から本来の人間らしい状態に回復するように、理性と感情をバランスよく扱います。考えも気持ちも行動も大事にするのです。

一面的な見方では問題に気づかない

認知・感情・行動のうち、一部だけに注目していると、仕事や人間関係で失敗したとき、その原因や背景になかなか気づきません。

「成績」「結果」を重視するあまり、人の感情に目が向かなくなっている職場や学校は、メンタルヘルスが崩れている

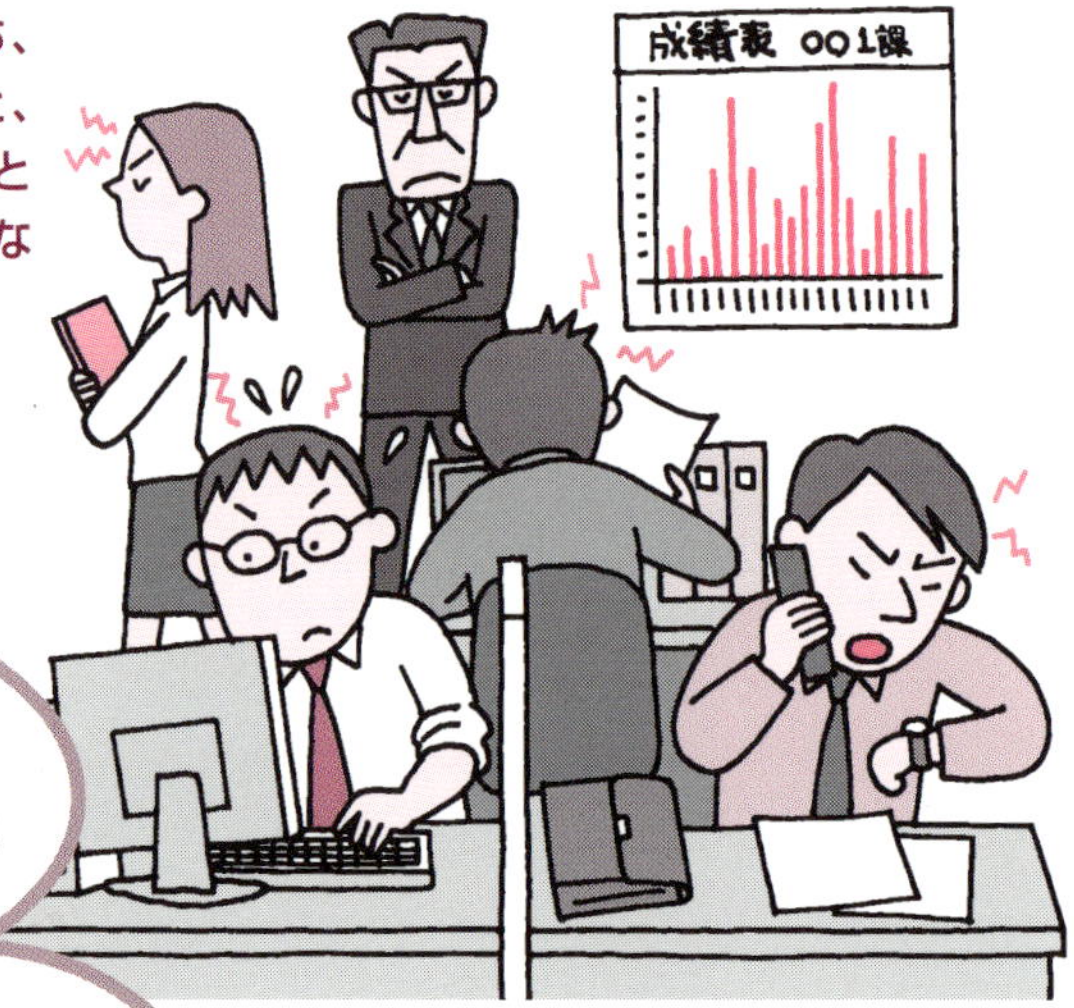

成果主義をつきつめて、感情を無視している。感情表現できない職場になり、問題が生じる

感情論を重視して、なんでも気持ちの問題にする。認知と行動の問題に無自覚になる

視点にかたよりがあるため、心身のバランスが崩れたとき、認知と感情と行動のどこに問題があるのか、気づきにくい

×

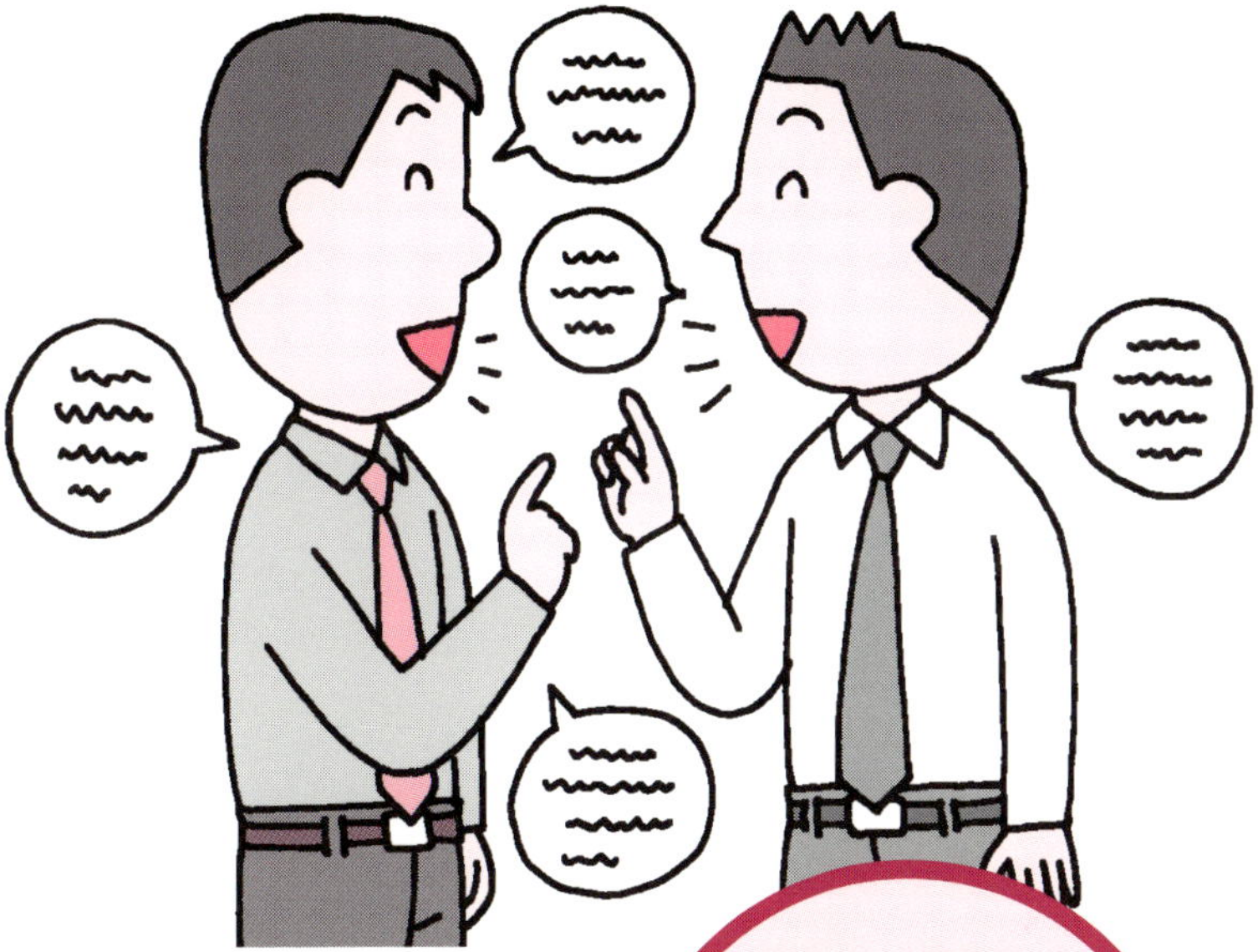

腹を割って話し合える雰囲気の職場や学校では、考えも感情も行動も口に出すことができる。問題があっても、すぐにみつけて対処できる

全体をみると問題に気づく

認知・感情・行動の3要素を広く見渡すと、それらがバランスよく連関しているか、あるいは悪循環を生じて、なにか問題を引き起こしているか、わかります。その視点が、認知行動療法の基盤となります。

認知（考え）
Thoughts
考え方。状況をどのようにとらえるか。意識して考えているというよりも、自然に浮かぶような、考え方のくせを含む

認知が感情と行動にどのような影響を与えているか、確認する。この流れを認識することで、理性と感情の両方に目が向く

認知行動療法では感じることと考えることを明確に区別する

感情
Feelings
感じ方。喜び、愛情、楽しさ、おそれ、不安、怒り、悲しみ、落ちこみ、恥、罪悪感など

行動と感情を、どちらも重視する。相互に影響しあうことも多いため、バランスよくみていく

行動
Behaviors
実際にしていること。比較的、自覚しやすいが、自分の行動をとらえるのが苦手な人もいる

考え方のポイント

根拠なく思い浮かぶ、自動思考がある

認知と行動、感情の関係に着目する際、とくに認知の流れや内容について、深く掘り下げていきます。瞬間的に働いている認知を、自覚することをめざします。

何気なく浮かぶ心の声

人間の認知をくわしく掘り下げると、日頃から意識している考え方のほかに、何気なく思い浮かぶ、心の声があることに気づきます。それを「自動思考」といいます。

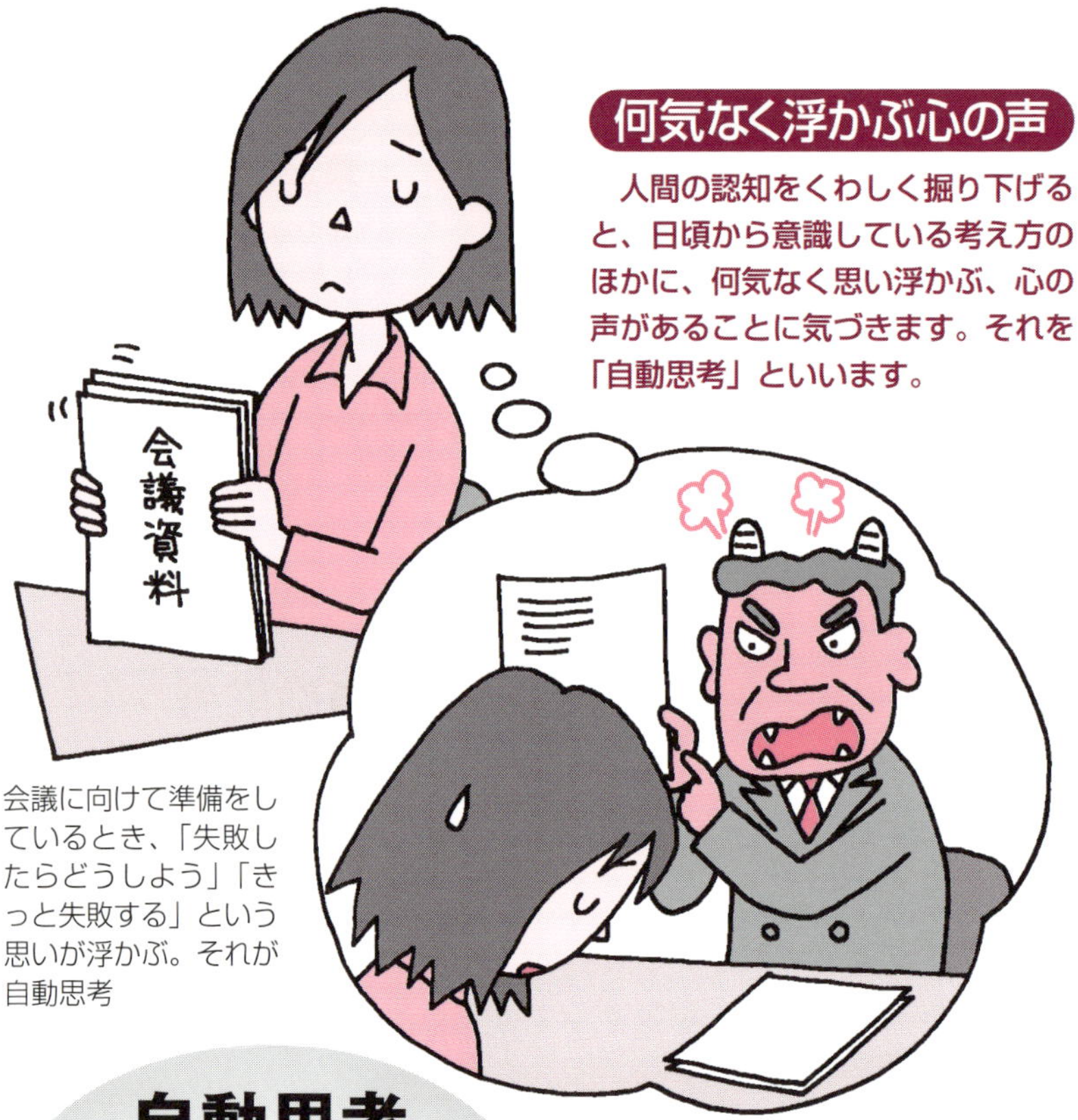

会議資料

会議に向けて準備をしているとき、「失敗したらどうしよう」「きっと失敗する」という思いが浮かぶ。それが自動思考

自動思考

自動的に根拠なく思い浮かぶ考え。自分で考えているつもりはないのに、瞬間的に生み出される

瞬間的に生まれる自動思考

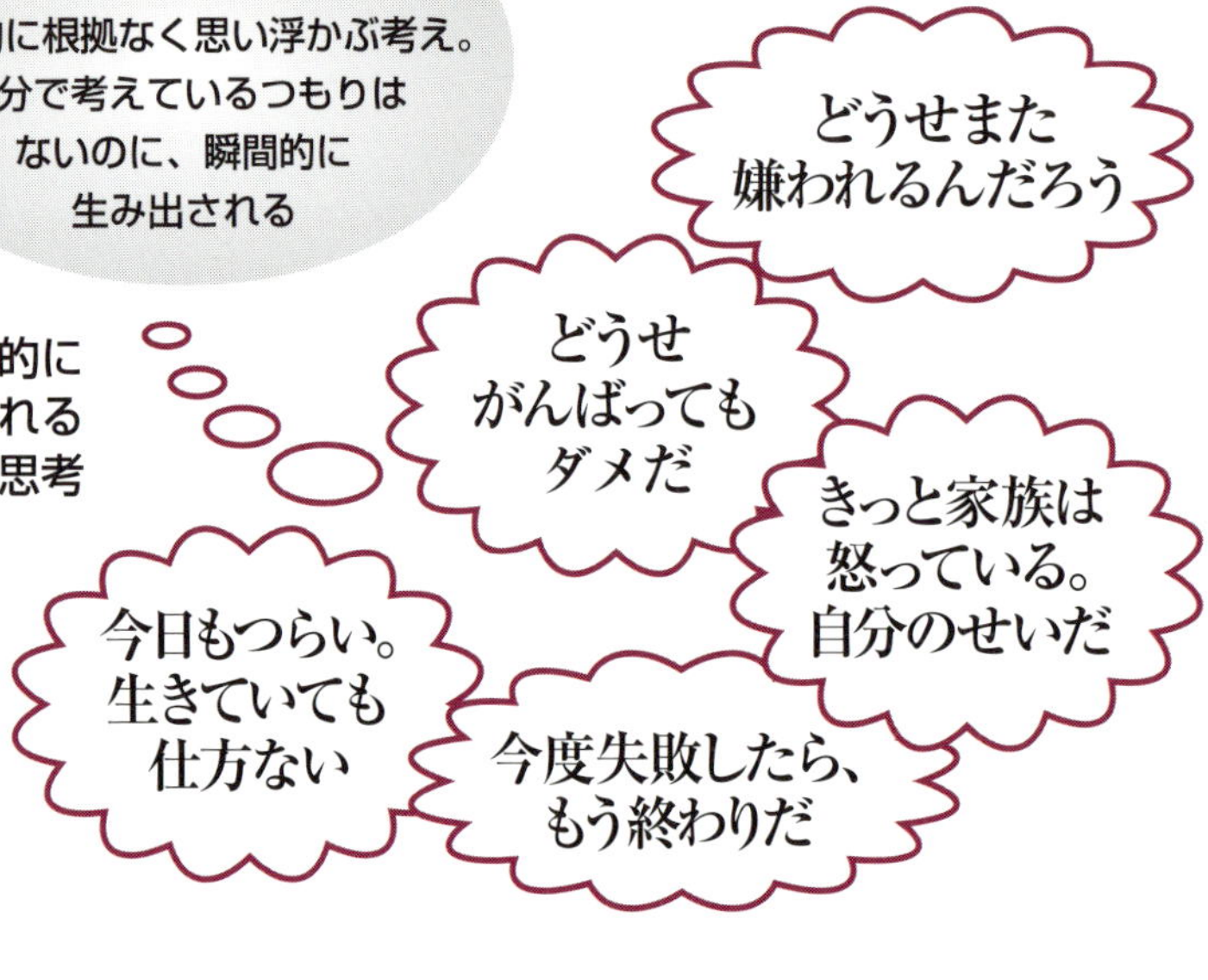

どうせまた嫌われるんだろう
どうせがんばってもダメだ
きっと家族は怒っている。自分のせいだ
今日もつらい。生きていても仕方ない
今度失敗したら、もう終わりだ

失敗をおそれる自動思考の影響で、緊張感が生じ、あわててしまったため、会議がはじまると本当にミスが続出

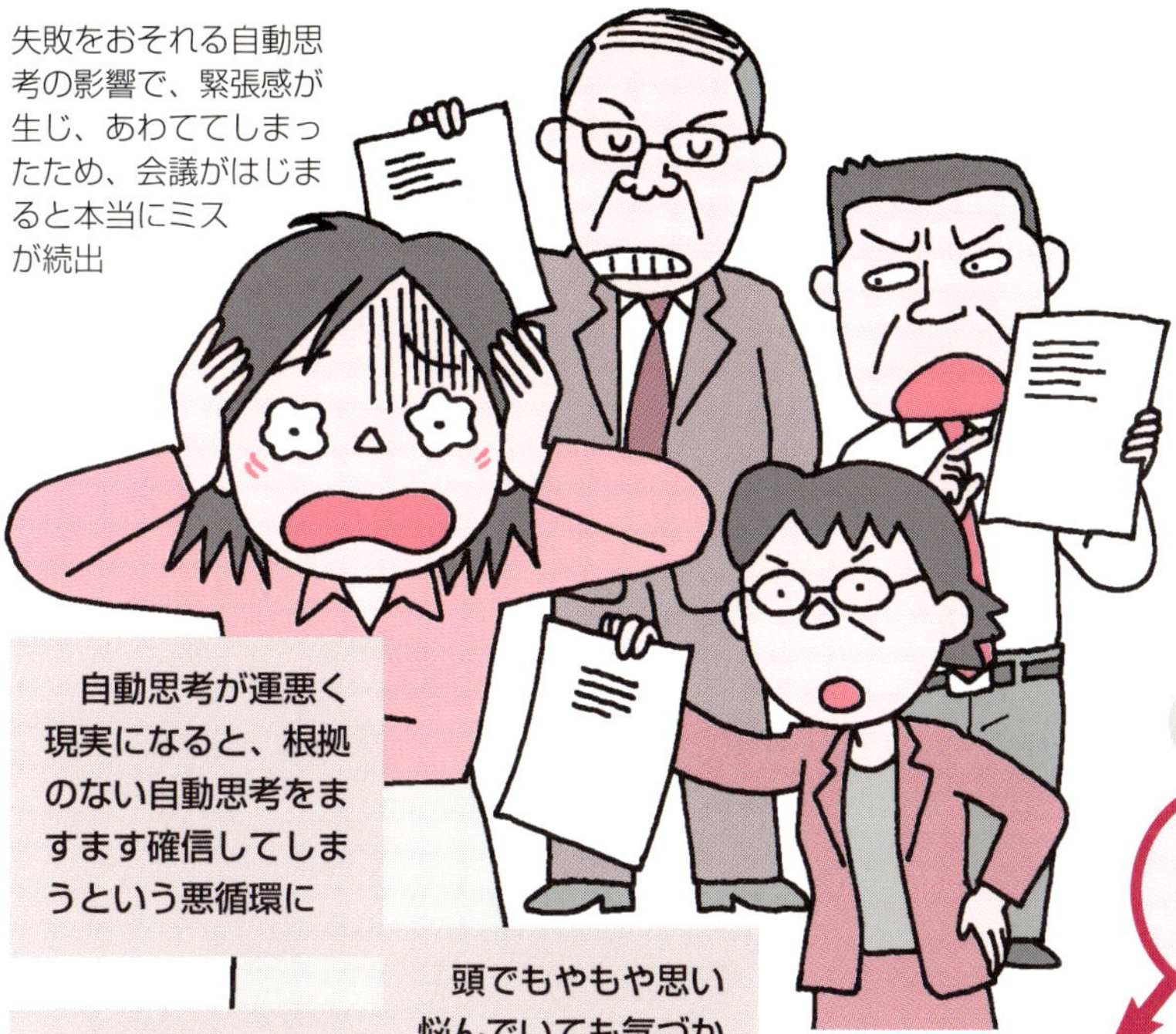

感情や行動に影響している

認知のなかには、自動思考のように瞬間的に浮かんでくる考えがあり、行動や感情に影響を与えています。認知行動療法では、そのメカニズムをくわしくみていきます。

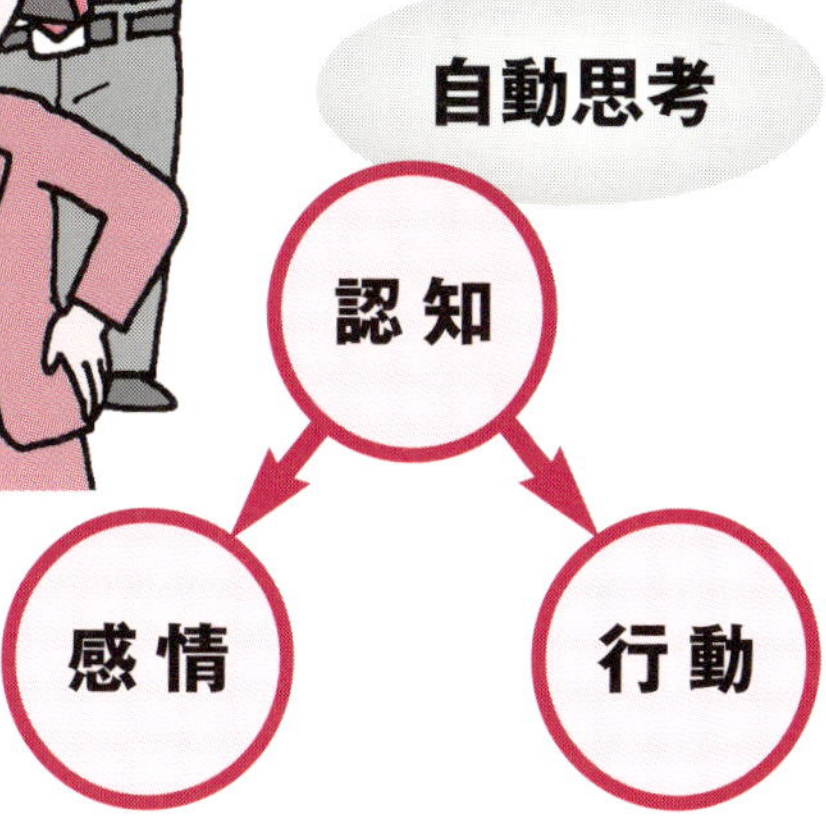

自動思考が運悪く現実になると、根拠のない自動思考をますます確信してしまうという悪循環に

自動思考が、認知から行動、感情への流れにどのような効果を及ぼしているか、理解する

頭でもやもや思い悩んでいても気づかなかった感情や行動が、自動思考の言語化によって明らかに

認知は意外に制御できていない

認知の内容をくわしくみていくと、認知というものは、自分では意外にコントロールできていないことがわかります。

いつも「友達を増やそう」と意識しているつもりなのに、いざパーティに行ってみると「気のきいた会話はできないかも」という自動思考が思い浮かび、その考えに支配されてしまって、結局誰とも話さずに帰宅するということが、誰にでもよくあるものです。

自動思考をとらえると自己像が変わる

自分が考えている通りにことが運ばず、どうも生活がうまくいかない場合には、自動思考をとらえてみましょう。考え方を見直すきっかけになります。

「とらえる」とは、紙に書き出したり、人と話したりして、自動思考を言葉にしてみること（言語化）です。

考え方のポイント

自分の考え方のくせ（スキーマ）を知る

自動思考をとらえると、認知の意外な姿がみえてきます。しかし、認知にはまだかくれた部分があります。さらに深く掘り下げ、スキーマをとらえましょう。

「自分はダメ人間」のような自己否定的な中核信念があると、それが生き方すべてに影響し、毎日が悲しくつらいものに

自動思考の奥底にある信念

認知をよくよく掘り下げていくと、やがて、自分の考え方のくせにたどりつきます。いつもの考え方の奥に、核となる信念のようなものがあるのです。

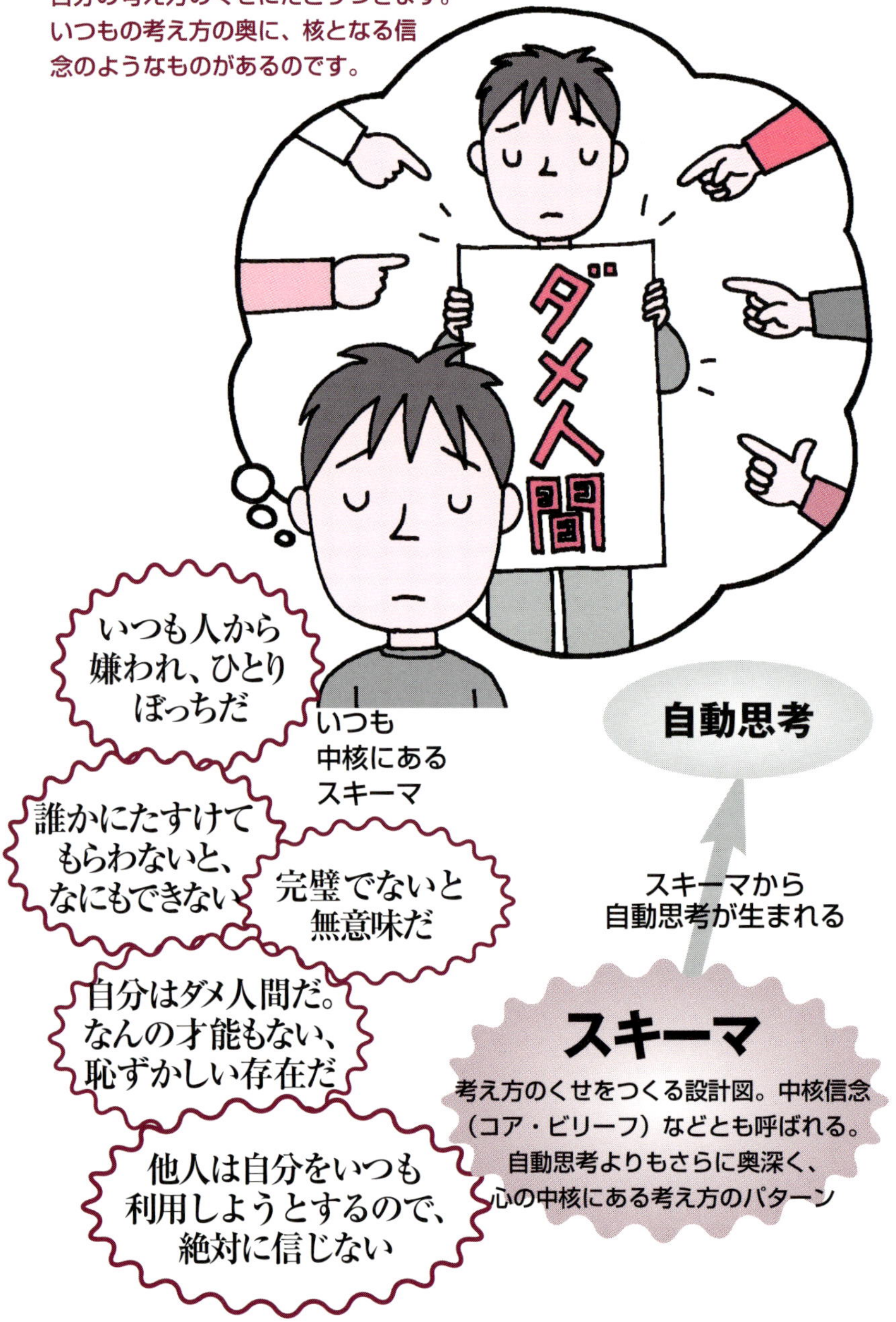
ダメ人間
いつも人から嫌われ、ひとりぼっちだ
いつも中核にあるスキーマ
誰かにたすけてもらわないと、なにもできない
完璧でないと無意味だ
自分はダメ人間だ。なんの才能もない、恥ずかしい存在だ
他人は自分をいつも利用しようとするので、絶対に信じない
自動思考
スキーマから自動思考が生まれる
スキーマ
考え方のくせをつくる設計図。中核信念（コア・ビリーフ）などとも呼ばれる。自動思考よりもさらに奥深く、心の中核にある考え方のパターン

スキーマをとらえ直すことが治療に

認知の中核にある信念、スキーマをとらえると、そこに大きな問題があり、症状を引き起こしていることに気づくでしょう。認知行動療法による大発見です。

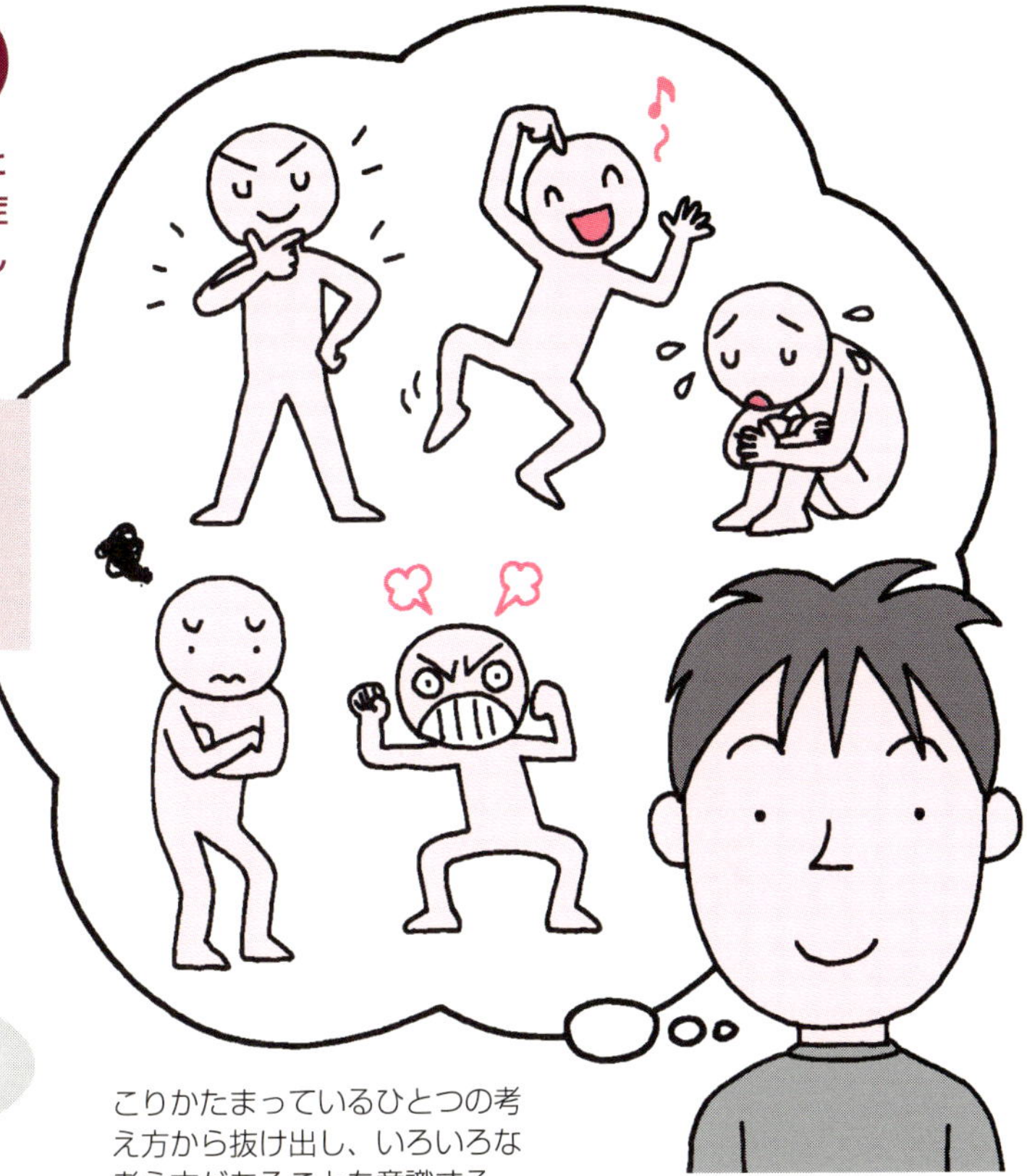

こりかたまっているひとつの考え方から抜け出し、いろいろな考え方があることを意識する

認知を深く掘り下げ、自分の考え方のくせ（スキーマ）を発見。次にそのゆがみを修正していく

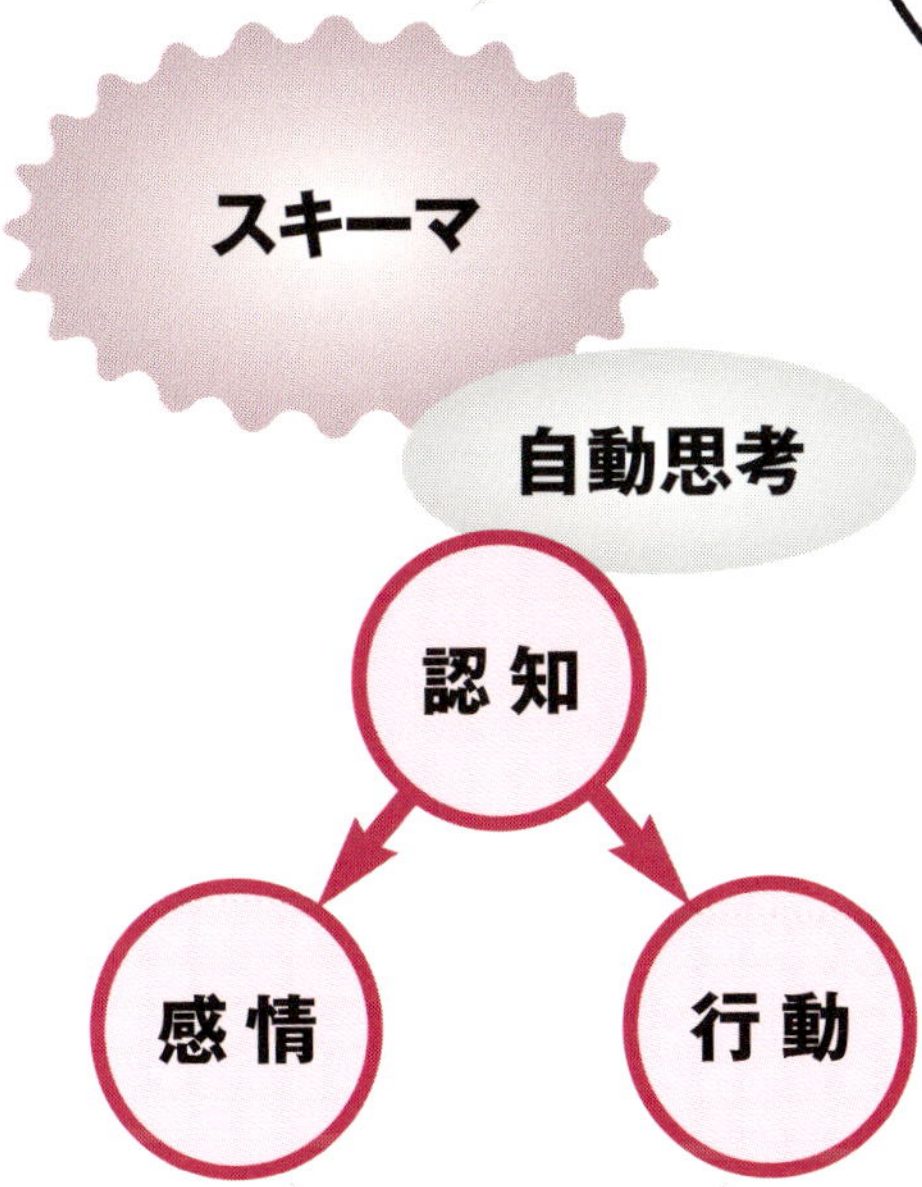
スキーマ
自動思考
認知
感情
行動

行動と感情を変えると、その影響で認知も変わる。3つの要素は相関関係にある

認知の正体をつかむことをめざす

自動思考を下へ下へと掘り下げて、スキーマをつかむと、ついに認知の全体像がみえます。

パーティで「うまく話せない」と考えてしまう人は、「他人から変な人だと思われたら、人生終わりだ」という誤った信念をもっている場合があります。

その信念に気づき、それがいつも正しいわけではなく、むしろ誤っていることのほうが多いと認識できれば、そこを変えるのが治療につながるとわかってきます。

COLUMN

イギリスではうつ病と不安障害のセラピストを1万人養成中

国をあげてとりくんでいる

イギリスでＩＡＰＴという政策が打ち出され、国をあげて認知行動療法のセラピストを養成するとりくみがはじまっています。当初三年で三〇〇億円以上の予算を使い、七年間でセラピストを一万人増やす計画です。

イギリスでは、六人に一人が抑うつや不安に苦しみ、就労不能手当を受給する人が一〇〇万人にも達するといわれています。

セラピストを増員し、認知行動療法を実施する機会を増やせば、苦しんでいる人たちの半数が回復し、職場復帰できる見込みです。

認知行動療法は、それほど効果が認められているのです。日本でも、イギリスの政策を手本として、いっそうの普及が望まれます。

IAPT（Improving Access to Psychological Therapies）は「心理療法へのアクセスを改善させる」、つまり「心理療法をもっと身近に」という意味。心理療法とは主に認知行動療法をさしている

抑うつや不安による経済的損失が年間2兆5000億円（GDPの1%）。その対策として、2008年度から2010年度までの3年間でIAPTのために363億円の予算が拠出された

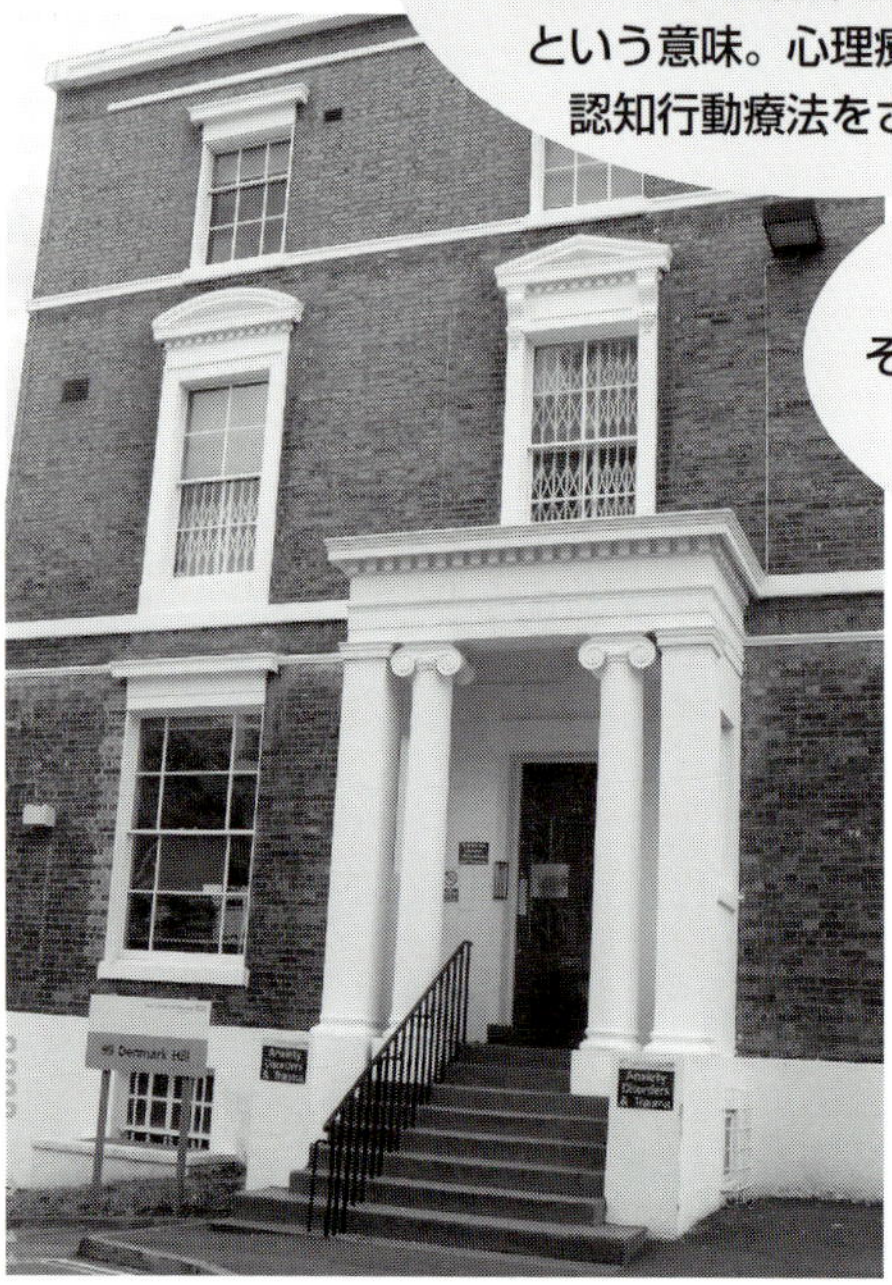

ロンドン大学の精神医学研究所（IOP）にある不安障害トラウマセンター。イギリスではこの施設を中心に認知行動療法の提供が進んでいる

2

話す、書くなど形式はいろいろ

認知行動療法は、患者さんの希望や症状の重さなどに応じて、
さまざまな形式で実施されています。
治療者と1対1でおこなう個人認知行動療法から、
ひとりで本を読んでおこなうセルフ・ヘルプ式まで、
幅広い形式が用意されているため、
必ず、自分に当てはまる方法がみつかります。

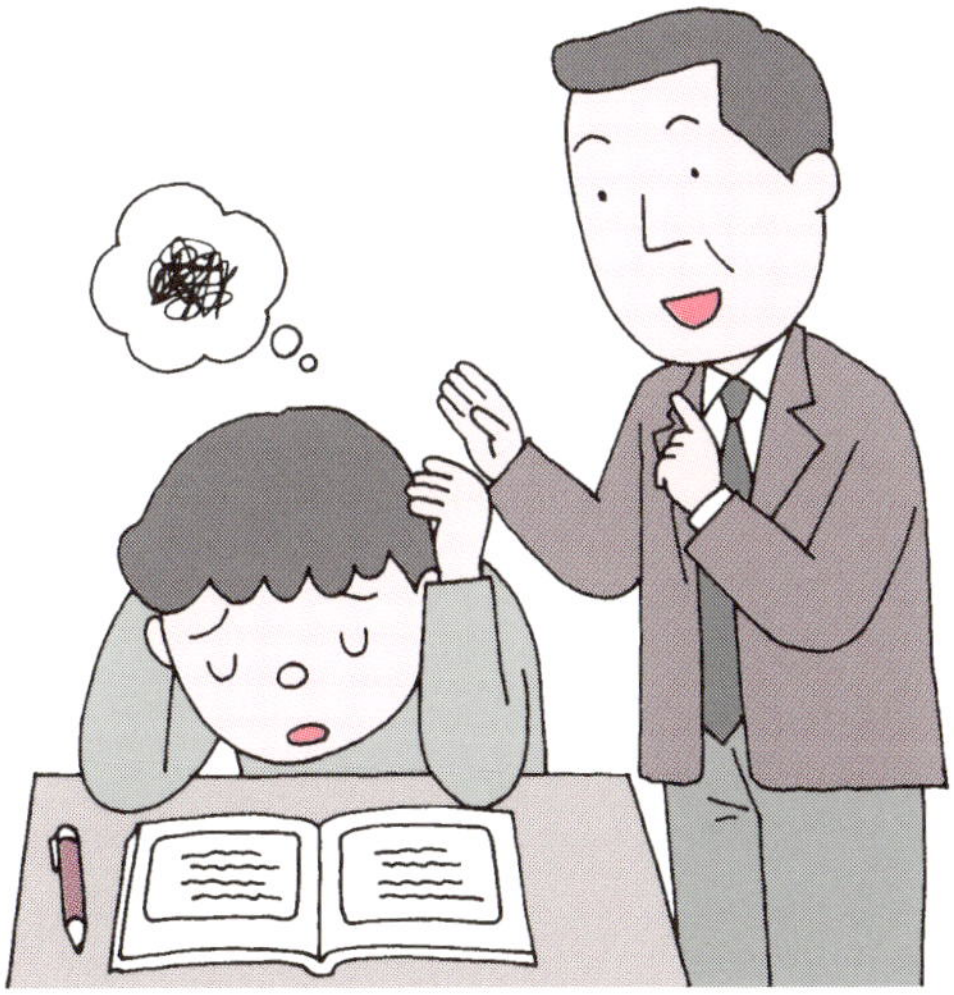

形式1

本やパソコンを使う、セルフ・ヘルプ式

認知行動療法（CBT）は、患者さんの症状や状態にあった形式でおこなわれます。もっとも簡易な形式は、患者さん本人がひとりでおこなうセルフ・ヘルプ（自分で自分をたすける）式です。

強弱さまざまなセラピーがある

認知行動療法の形式は、大きく5つに分かれています。患者さんの状態にあわせて、セラピーの強度を調整できるのです。

弱

1 セルフ・ヘルプCBT

患者さんが本やパソコンを使って、ひとりでとりくむ形式。未発症の人に適応

2 アシストつき セルフ・ヘルプCBT

通院し、アドバイスを受けながらセルフ・ヘルプ式をおこなう。軽症の人に適応（強度の低いセラピー）

3 CBTアプローチ

講座形式で情報提供を受け、CBTを学ぶ

4 集団CBT

既定の形式のCBTをグループで受ける。全12回程度の集まりに参加

5 個人CBT

CBTを個人で受ける。熟練した治療者と1対1でとりくむ、標準的な方法（強度の高いセラピー）

強

セルフ・ヘルプはもっとも軽い段階

認知行動療法は、さまざまな形式でおこなわれています。専門医に受診して、治療者と二人でじっくりとりくむのが本来の形ですが、必ずしもその形式でなければ、認知行動療法を体験できないというわけではありません。

うつや不安の症状が軽く、まだ本格的な治療を必要としない人向けに、軽度のセルフ・ヘルプ式が用意されています。記入式の本や関連のホームページなどで、治療の一部を自習形式で体験できます。

ひとりでおこなう形式

本やパソコンなどで、認知行動療法の一部が体験できます。あくまでも入門的なとりくみとなるため、よりくわしく実践したくなったら、医療機関などに相談しましょう。

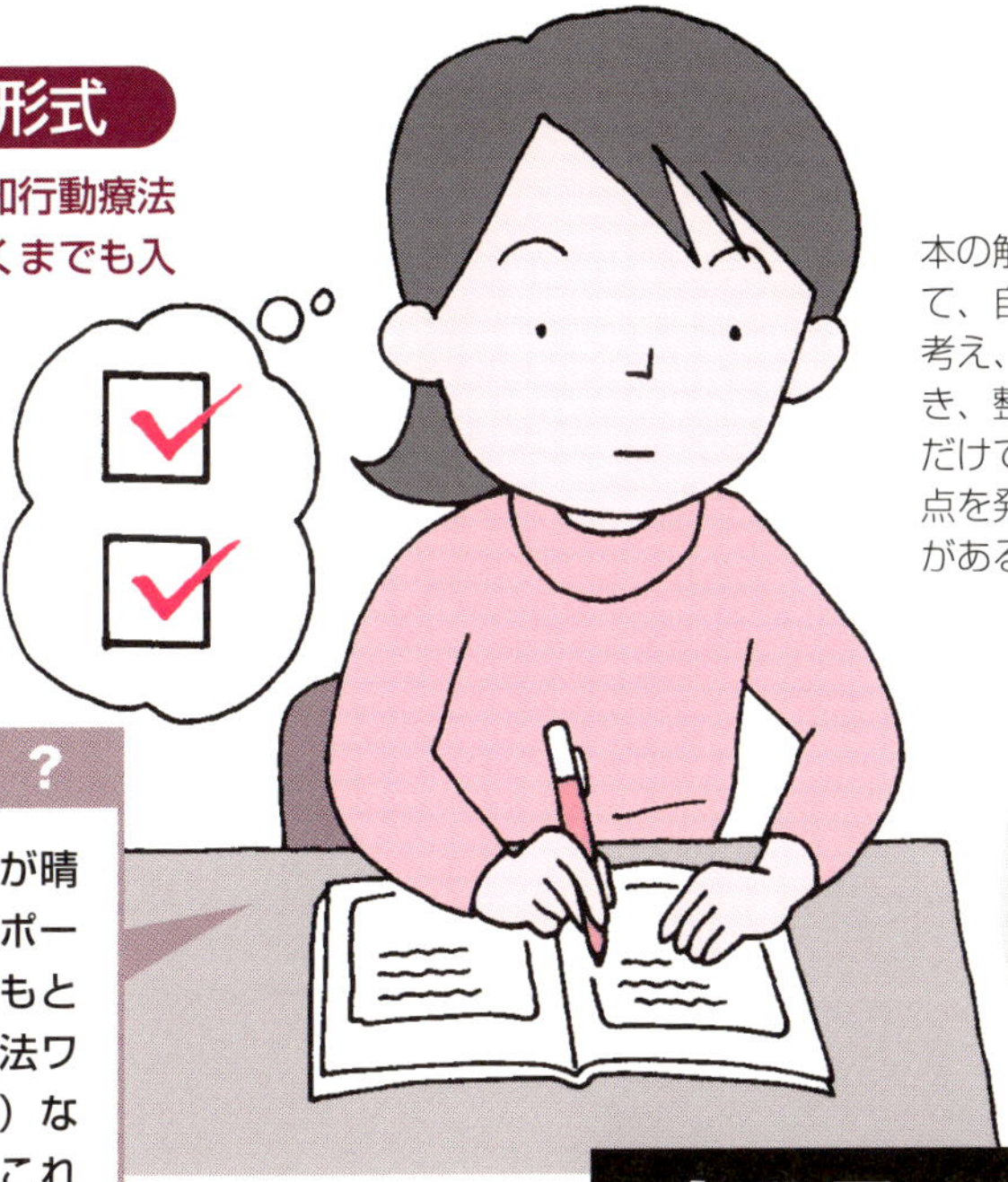

本の解説にしたがって、自分の気持ちや考え、行動を紙に書き、整理する。それだけでも、新たな視点を発見できる場合がある

本を読む

認知行動療法の解説書を読む。認知や行動を書き入れて使う、記入式の本（ワークブック）がとりくみやすい

どこでできる？

本は大野裕著『こころが晴れるノート』（創元社）、ポール・スタラード著『子どもと若者のための認知行動療法ワークブック』（金剛出版）など、ホームページは「ここれん」（https://www.cocoro.chiba-u.jp/chibacbt/kokoren/contents.html）など

セルフ・ヘルプCBT 1

パソコンを使う

認知行動療法関連のホームページを利用する。ほかにコンピュータプログラムを用いた治療も一部でおこなわれている

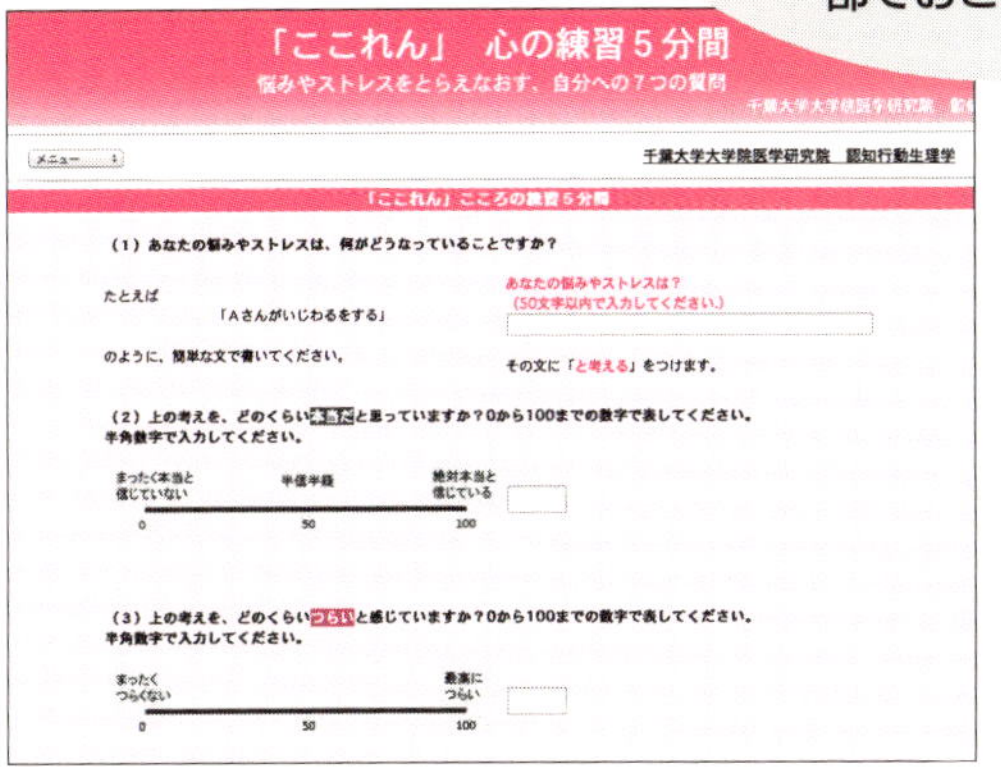

「ここれん」（心の練習5分間）。認知療法を5分間で部分的に体験することができる

海外で使われているコンピュータソフト

日本では、パソコンの活用はまだはじまったばかりで、現在は情報提供が中心です。イギリスでは、認知行動療法関連のプログラムが一〇〇種ほど開発され、その一部はすでに医療現場で実用化されています。「ビーティング・ザ・ブルーズ」「フィア・ファイター」など、医療保険適用となったソフトもあります。

形式2・3

治療者の助言や講義を聞くアシスト形式

うつや不安などの程度が軽い場合には、専門的な認知行動療法ではなく、ダイジェスト版のような治療を受けることがあります。治療者から適宜、助言や説明を受けます。

手伝ってもらう形式

セルフ・ヘルプCBTにとりくむ際、医師やセラピストなどから助言を受けると、より的確に作業できます。また、ひとりではあきらめそうなときに、治療者の存在が支えとなります。

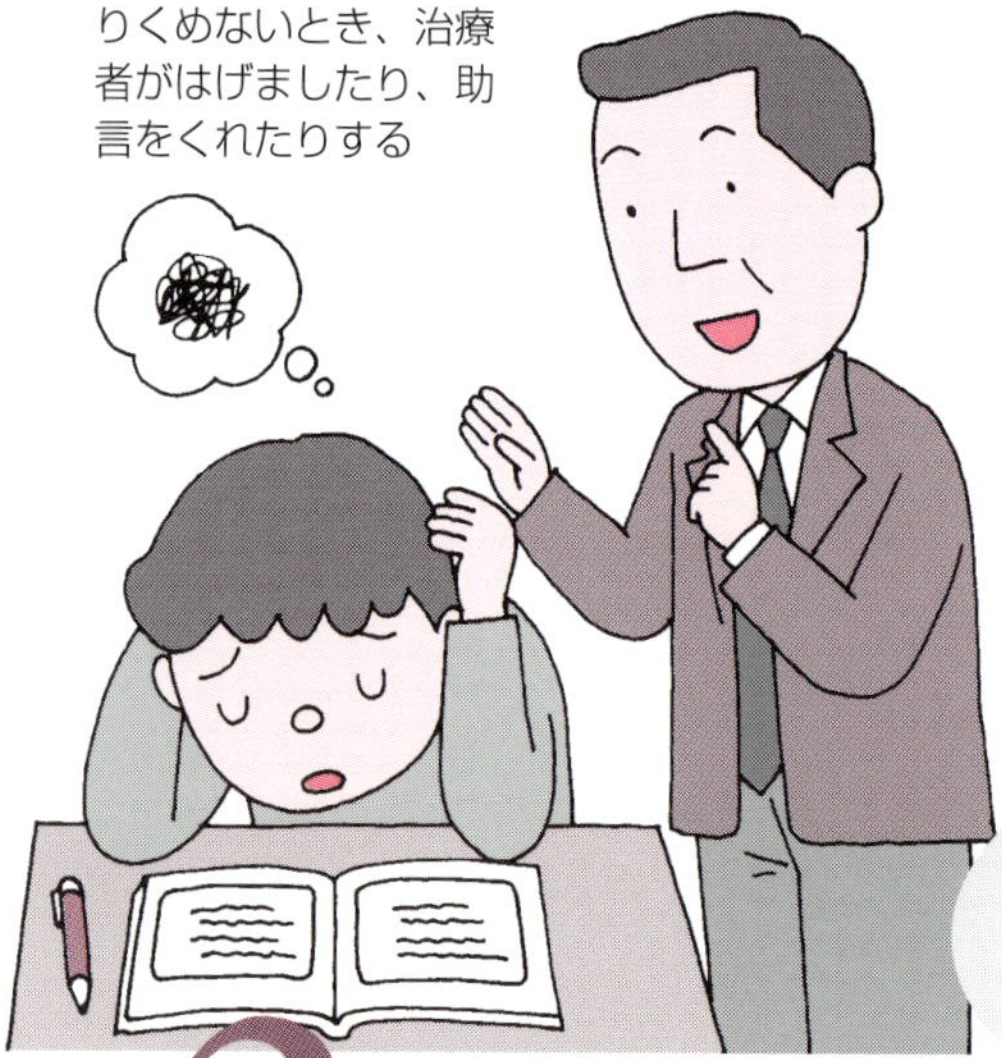

記入式の本にうまくとりくめないとき、治療者がはげましたり、助言をくれたりする

2 アシストつき セルフ・ヘルプCBT

自分でとりくむ

基本的には、患者さんがひとりでとりくむ。本やパソコンなどを活用する

＋

アドバイスを受ける

通院する。解釈の仕方、作業の進め方などについて、サポートしてもらう。理解が深まる、治療意欲が高まるなどの効果がある

どこでできる？

病院の精神科やメンタルクリニックなどに受診。治療者に相談する。認知行動療法にくわしい治療者が望ましい

はげましと助言を得ながらとりくんでいく

アシスト形式の治療は、ひとりでおこなうセルフ・ヘルプ式と本格的な治療の中間に位置します。

セルフ・ヘルプ式と同じように患者さんが主体となりますが、治療者の協力も得ます。アドバイスや情報提供を求めて、認知行動療

話を聞く形式

本やパソコンだけでは治療の概要がつかめない場合には、治療者からもっとくわしく話を聞きましょう。診察時に質問したり、セミナーに参加すると、理解が深まります。

どこでできる？

医療機関・関連機関などが主催する会に参加する。開催情報は、医療機関で教えてもらう

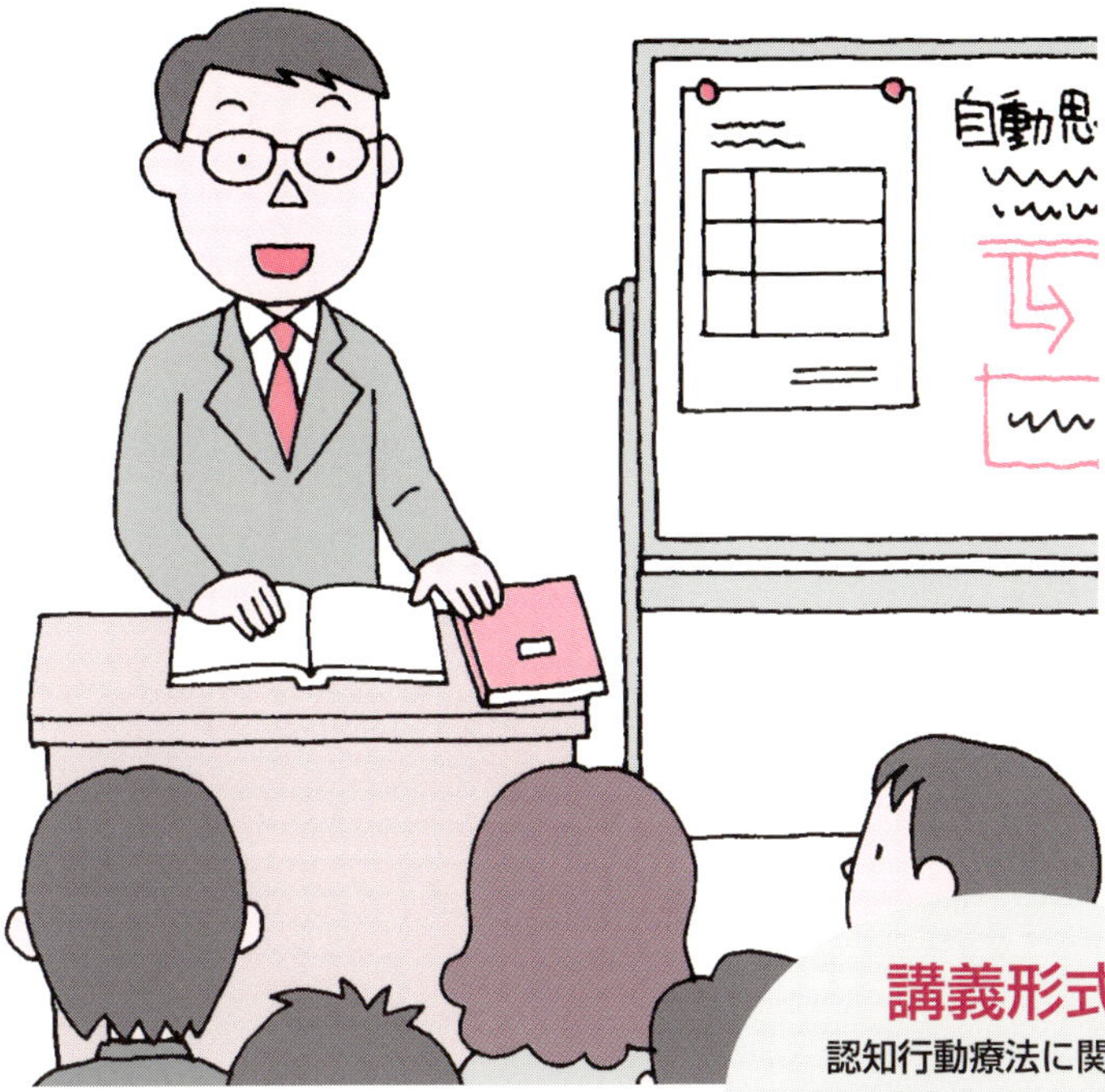

医師やセラピストが一般向けに講演をおこなうことがある。その機会を利用する

講義形式

認知行動療法に関する一般向けのセミナー、講義などに参加する。質疑応答の機会がある場合も

3 CBTアプローチ

法をよく理解しながら、治療にとりくみます。

本格的な治療とは形式が異なるため、認知行動療法本来の治療効果をそのまま望むことはできません。しかし、そのぶん専門的なセラピストでなくても、患者さんをサポートできます。患者さんも医療機関もとりくみやすいという長所があります。

心理教育

医療機関に受診して、病気や治療法について説明してもらう。心理的に納得できる

CBTとの違い

CBTアプローチは、本来、双方向性の共同作業であるCBTをダイジェストにして、一方向で伝えるもの。精神療法というよりは、教育に近い

厳密にいうとCBTとは異なり、CBTの治療効果をそのまま見込めるわけではない

形式4

ほかの患者さんととりくむ集団認知行動療法

規定の形式で認知行動療法を受ける場合には、医療機関で治療プログラムに参加する必要があります。グループでいっしょにとりくむ治療が、広くおこなわれています。

数人で集まる形式

本格的な認知行動療法は、集団向けと個人向けの2種類に分かれています。集団向けは、数人の患者さんが集まって実践するもの。定期的に集まって「セッション」をおこない、数ヵ月間かけて状態の改善をめざします。

4 集団CBT

治療者のもとに集まる

3〜10人程度の患者さんが、医師やセラピストのもとに集まる。スタッフは2〜3人

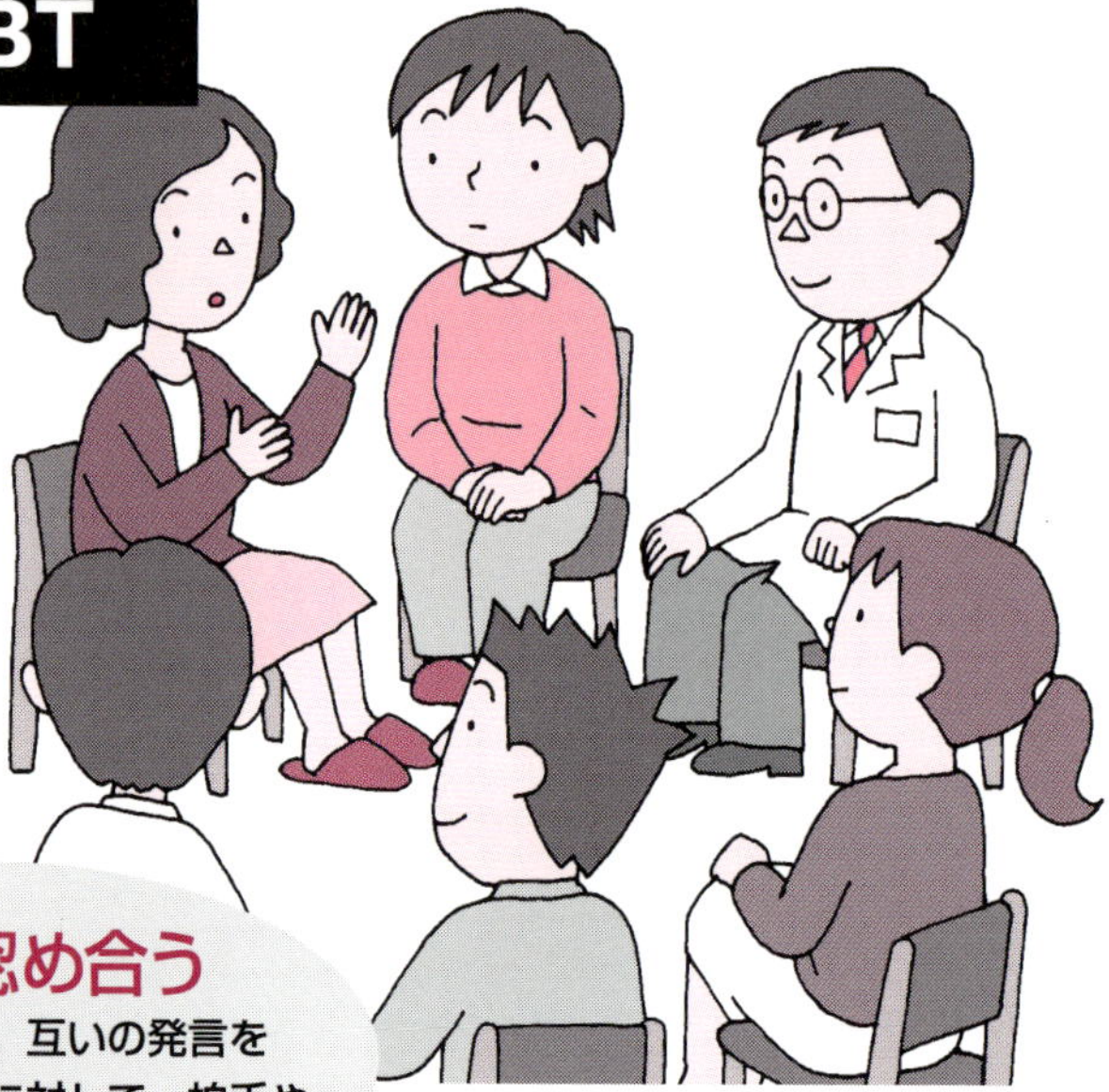

状態の近い患者さんどうしで集まるのが基本。医療機関の一室、会議室などでおこなう

互いに認め合う

患者さんたちは、互いの発言を否定しない。発言に対して、拍手や賞賛の言葉をかけ合う

目標を立てる

グループでの目標、個人としての目標を立てる。治療者と相談して、適度なものを設定

ほかの人の様子をみる

ほかの患者さんの考え方や症状などをみて、共感したり、客観的な視点に気づいたりする

ルールをつくる

途中参加は不可、個人情報は保護するなどのルールをもうけ、治療の枠組みを全員で守る

人前で発表する

一人ひとりが、治療にとりくんだ結果をメンバーの前で報告する。全員が均等に発言する

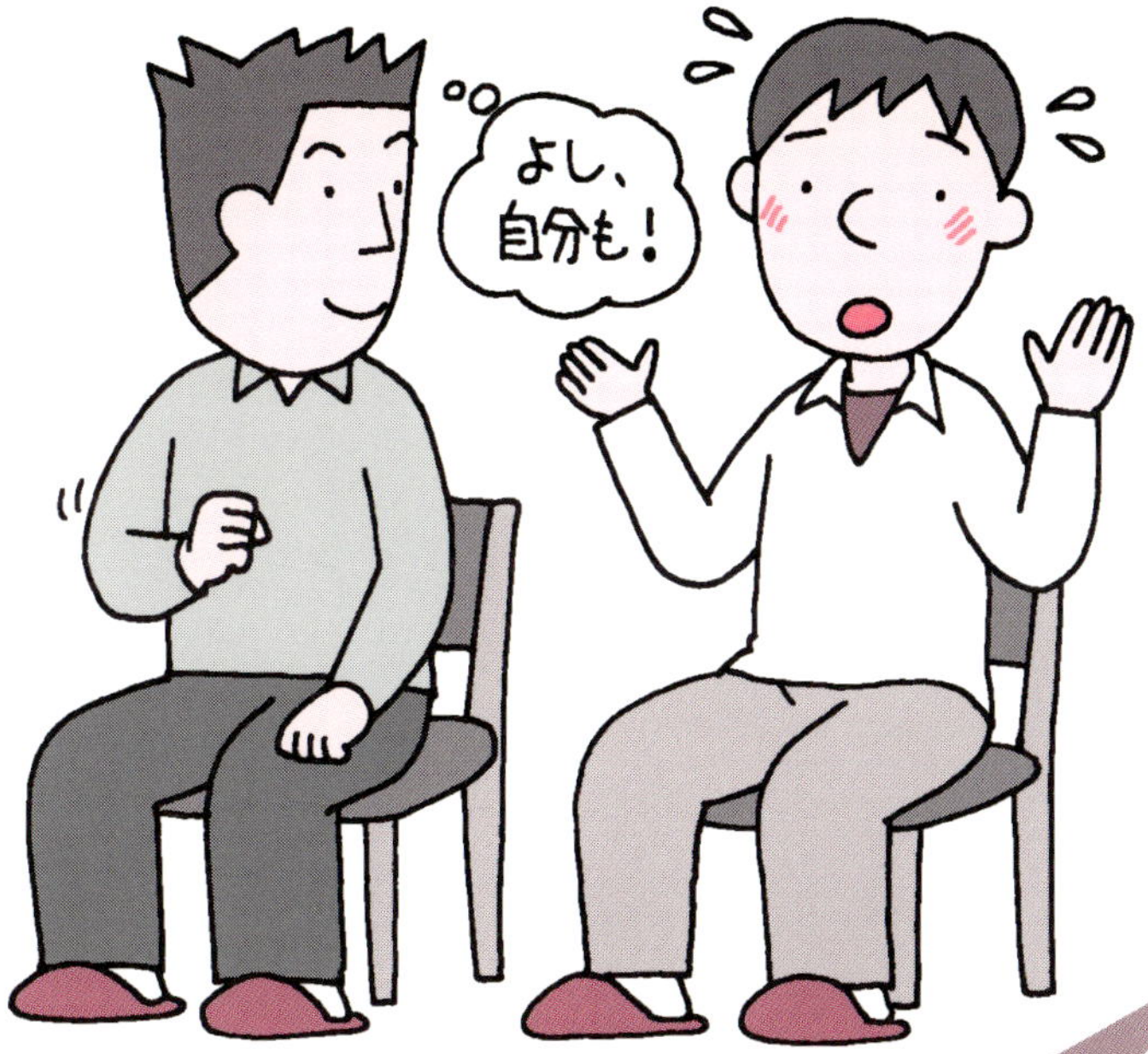

ほかの患者さんが症状を克服する過程をみているうちに、自分もできると思えてくる

患者さんにとっても、治療者にとってもメリットがある

悩みや問題に、いっしょにとりくむ仲間ができる。精神的な支えとなる

グループへの一体感、帰属意識などがめばえ、治療意欲が続きやすくなる

熟練した治療者ひとりで数人の患者さんを担当でき、費用をおさえることができる

どこでできる？

うつ病や不安障害などのデイケア施設で、芸術作業療法やレクリエーションなど各種のとりくみのなかのひとつとして、実施されている場合が多い。くわしくは医療機関に問い合わせを

同じ境遇の人といっしょにとりくむ

集団療法と個人療法は、どちらも精神療法であるという点では、共通です。

患者さんが治療者との対話を通じて自分の認知や感情、行動をとらえ、改善点を探ります。

異なるのは、参加人数です。集団療法では一〇人程度の患者さんが集まるため、同じ境遇でがんばっている仲間と出会うことができます。集団行動に強い抵抗がない人には、よい選択肢となります。

ひとりでとりくむより継続しやすい

集団療法に参加して仲間ができると、さまざまな影響が現れます。仲間に刺激されて治療意欲が高まる、客観的な視点が養われるなどの効果が期待できます。

しかし、集団療法では個人の問題にあわせることに限界があり、十分な効果が得られなかった場合、個人認知行動療法が選択されます。

形式5

治療者と二人でとりくむ個人認知行動療法

治療効果がもっとも高い形式は、患者さんが個人で、熟練したセラピストから正式な認知行動療法を受けるというものです。専門医を受診して、数ヵ月間、いっしょにとりくみます。

本来の形でおこなうセラピー

個人CBTは、認知行動療法本来の形です。患者さんの認知や行動、感情を、治療者が丁寧に引き出し、悪循環をみつけ、いっしょに問題解決の出口を探します。

認知行動療法に関する多くの実証結果が、個人CBTによって出されたものであり、その効果は高く評価されています。ほかの形式よりも手間や時間、費用がかかりますが、そのぶん効果も高いのです。

まだ日本では専門家が少なく、普及していませんが、認知行動療法の医療保険適用が実現したため、今後は各地に広がるとみられています。

1対1で話す形式

個人CBTでも、集団CBTと同様に治療の「セッション」を繰り返します。セッションでは患者さんと治療者の2人で密な関係を築いていきます。対話が中心ですが、いっしょに診察室の外に出かけることもあります。

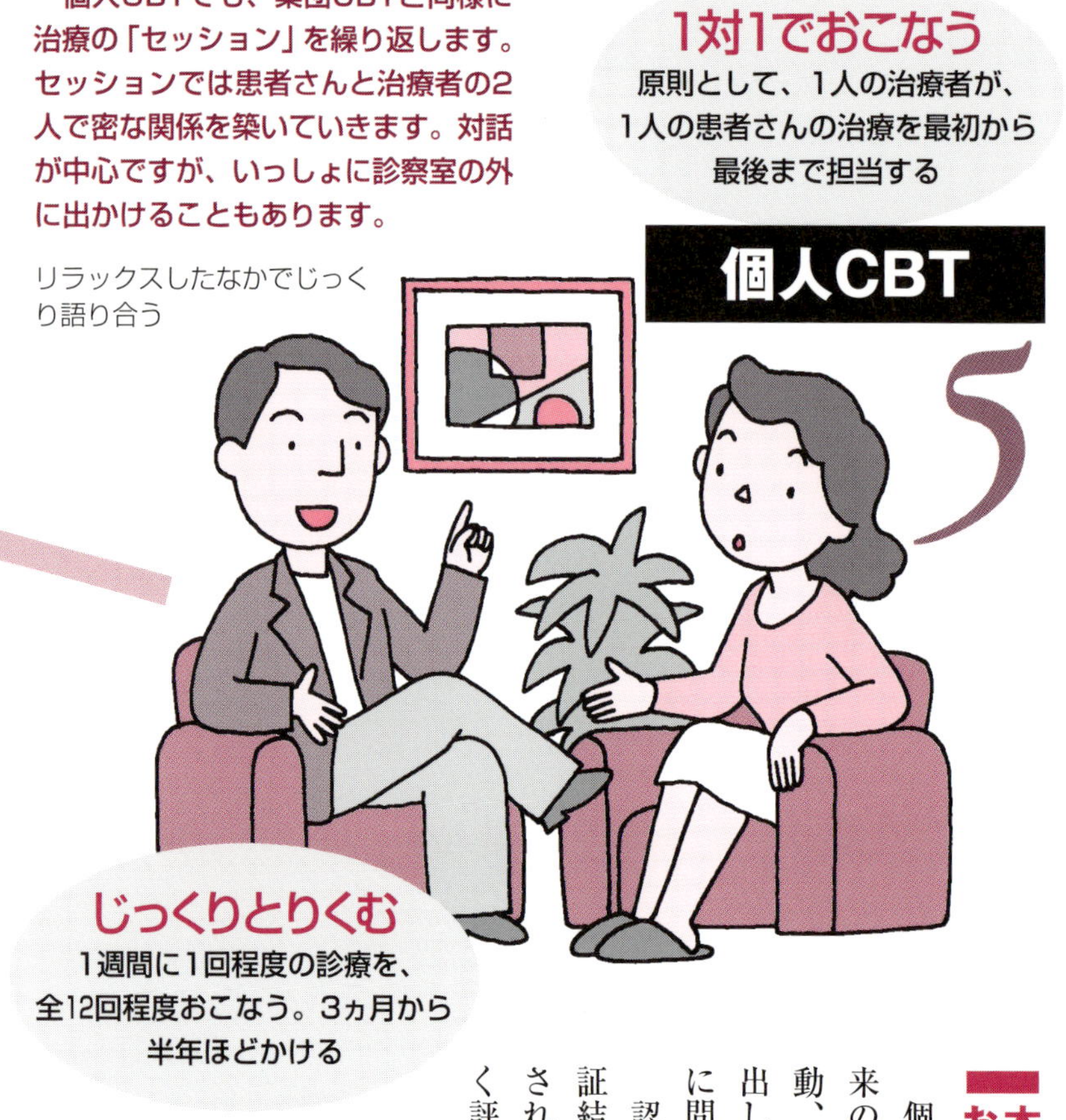

1対1でおこなう
原則として、1人の治療者が、1人の患者さんの治療を最初から最後まで担当する
個人CBT
5
じっくりとりくむ
1週間に1回程度の診療を、全12回程度おこなう。3ヵ月から半年ほどかける

リラックスしたなかでじっくり語り合う

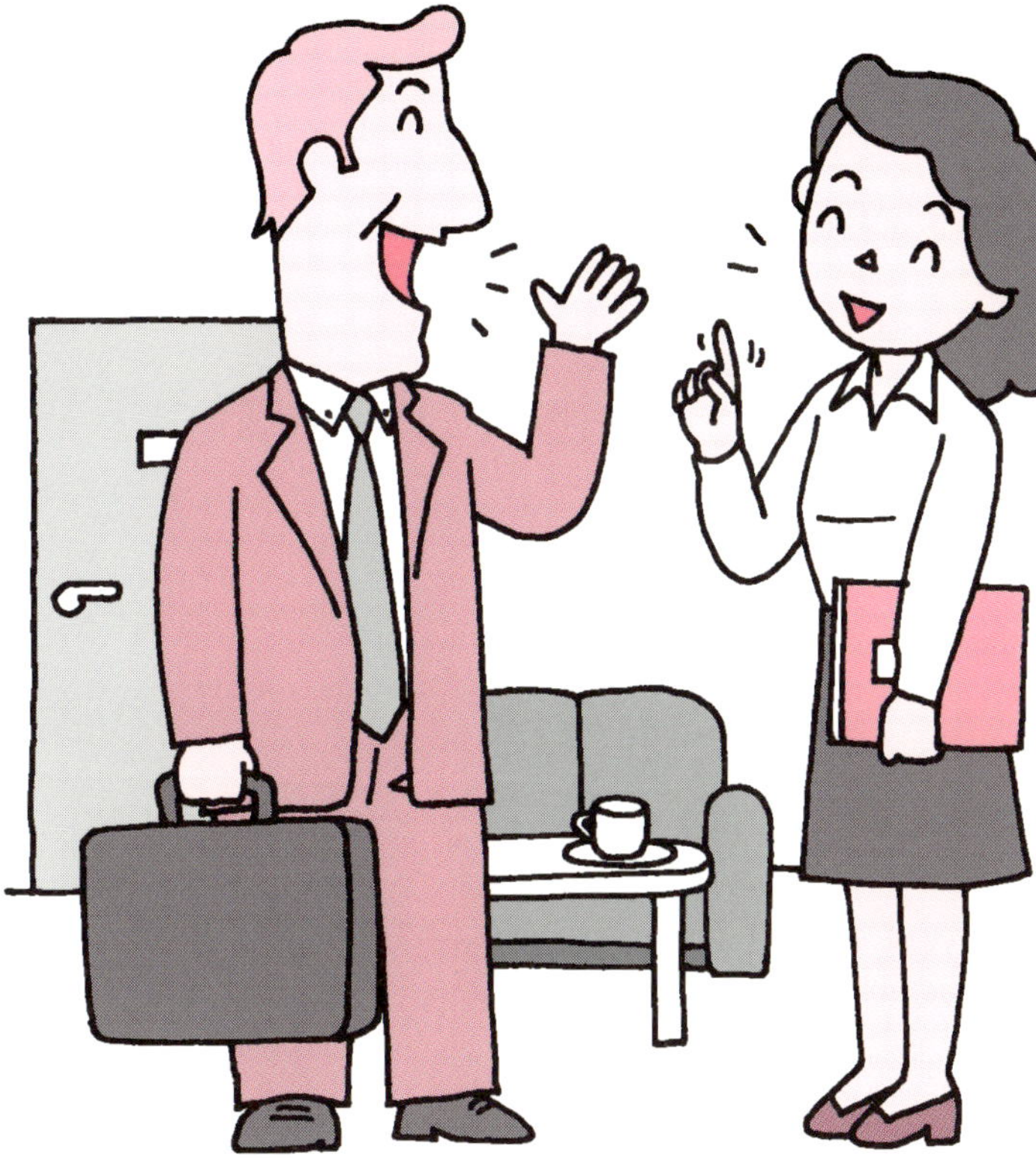

対人恐怖が改善。言い間違いはふつうという考え方が身につき、外国人との対話もこわがらずにできるように

本来の形にのっとっておこなうため、効果が高い。効果が実証されている

定められた内容があり、計画的に進めることができる。治療経過が安定する

治療には専門医が携わる。知識豊富で、さまざまな質問に答えてもらえる

どこでできる？

精神科やメンタルクリニックで、専門的な認知行動療法の全12回程度のセッションをおこなっているところへ。現時点では自分で探すのは難しく、いまかかっている主治医に紹介してもらうのがベスト

認知行動療法を実施している機関はかぎられる。くわしくは5章へ

認知行動療法の「本来の形」とは

認知行動療法は、科学的に実証されている治療法です。実証された「本来の形」が、病気別にいくつかあります。

たとえば、千葉大学のとりくみによって、パニック障害への集団療法の効果がある程度、実証されましたが、それは特定の形式にのっとって治療を実施した場合の効果です。セッション回数や内容を変えれば、効果も変わります。

疾患ごとに実証された形式にそって治療をおこなわなければ、効果が証明された認知行動療法にはならないということです。

COLUMN

本を読むだけでも認知行動療法に？

読むこともひとつのたすけにはなる

もっとも手軽に認知行動療法をおこなう方法として、本を使ったセルフ・ヘルプ式の治療（読書療法）が広まっています。

書店で買った本を読むだけでも治療の知識が得られ、必要事項の記入にもとりくめば、認知や行動、感情の整理もできます。誰でもすぐに体験できる手法として、近年、役立てられています。

本を読むことが、すなわち認知行動療法というわけではありません。しかし、本を読んでから医療機関で本格的な認知行動療法を受ければ、読書で得た知識や技術は治療の下支えとして、十分に機能するのです。

誰にでもしっくりくるというわけではない

読書療法は、患者さんによってはあわないこともあります。

読書をする元気がない人、自分の状況を書き出すことが苦手な人などは、本を読みこなすことができず、読書療法に挫折してしまう場合があるのです。

本はひとつの手法です。治療の入り口はほかにもあります。治療者との対話や、グループ形式などが必要な人もいますので、本だけであきらめず、自分にあう形式を探してください。

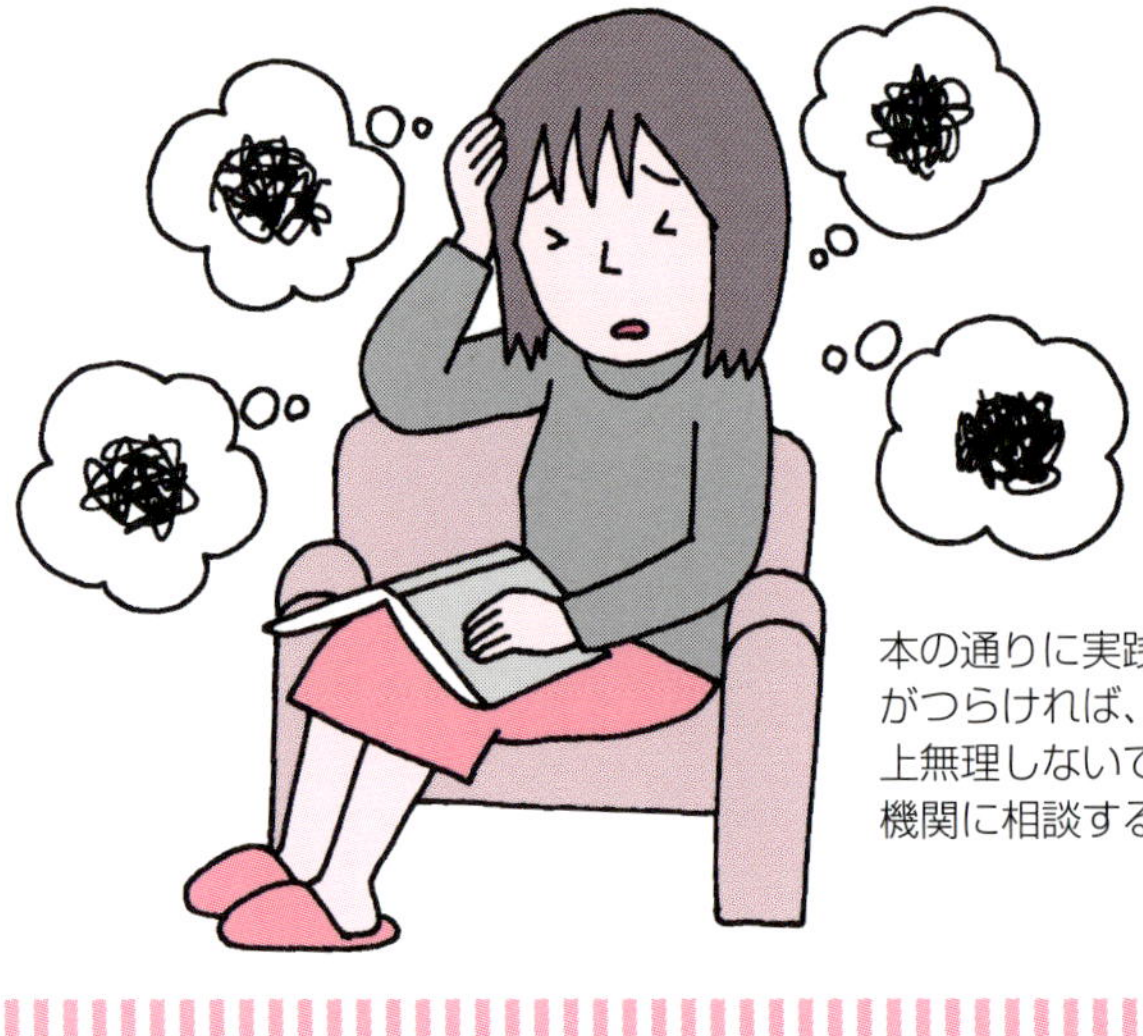

本の通りに実践するのがつらければ、それ以上無理しないで、医療機関に相談する

3

患者さんと治療者の共同作業

認知行動療法の最終目標は、患者さん本人が、
自分の考え方や感情、行動をコントロールする力をつけること。
本人はその目標をめざして治療にとりくみ、
治療者は、患者さんの支えとなります。
どちらも主役として、共同作業をするのです。

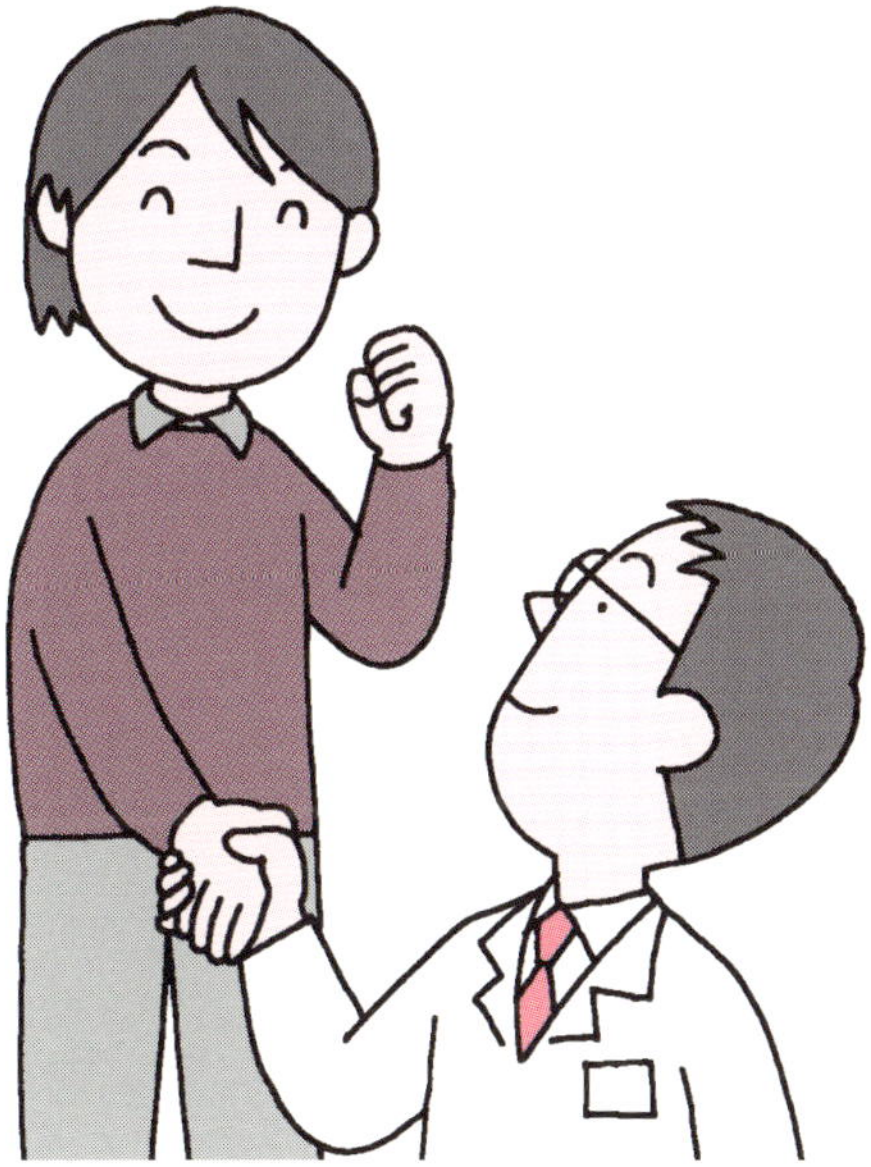

ひと目でわかる

個人認知行動療法の1回の流れ

1回50分の場合

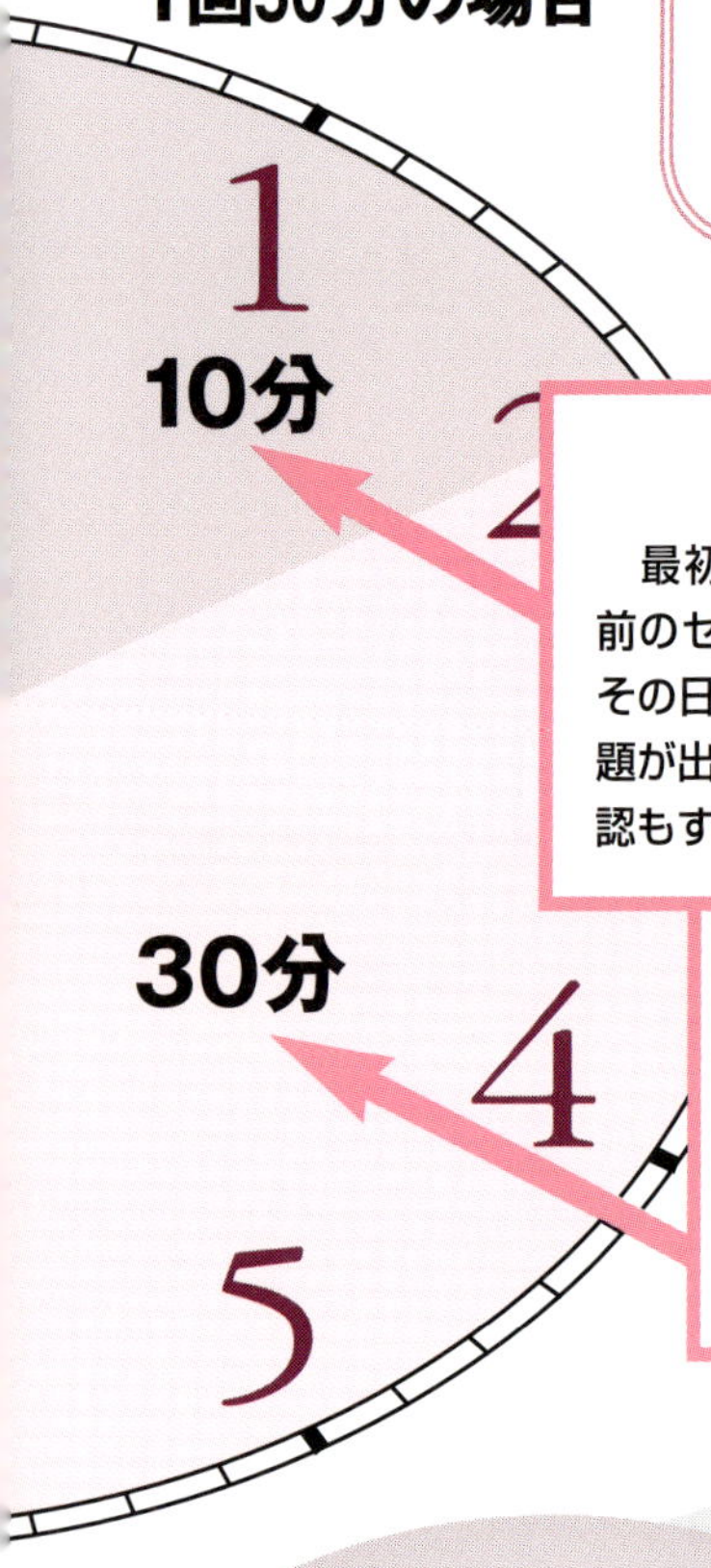

10分

導入部

最初の10分間で、ひとつ前のセッションをふり返り、その日のテーマを決める。宿題が出ていた場合は、その確認もする

30分

本題

患者さんが話したいテーマや、治療者がとりくみたいテーマなどが本題に。治療のボディという言い方をする。認知・感情・行動をとらえ、悪循環をみつける

全体を3つに分ける

認知行動療法は1回30〜50分程度の、対話を中心としたやりとりによっておこなわれます。1回の診療を1セッションとよび、週に1回ほどのペースで実施するのが一般的です。

なにが引き出されたか、患者さんと治療者で確認する。認知・感情・行動の区別をつける
(50ページ参照)

話し合ううちに、患者さんの感じていることや考えが言葉やイメージとなって出てくる
(48ページ参照)

ある程度の形式はある

　認知行動療法の進め方は、患者さんにあわせて治療者が工夫します。ある程度の形式はありますが、細部は一人ひとり違うと考えてください。

　一回に三〇分から五〇分ほど話し合うのが、治療のおおまかな形です。それを定期的におこない、一二回くらいで終わります。

　一度のセッションで認知・感情・行動をとらえ、悪循環を発見して対策にうつる場合もありますが、そうでないときもあります。

　患者さんは、進行は治療者にまかせて、気持ちを話しましょう。それをくり返すうちに認知行動療法の流れがわかってきます。

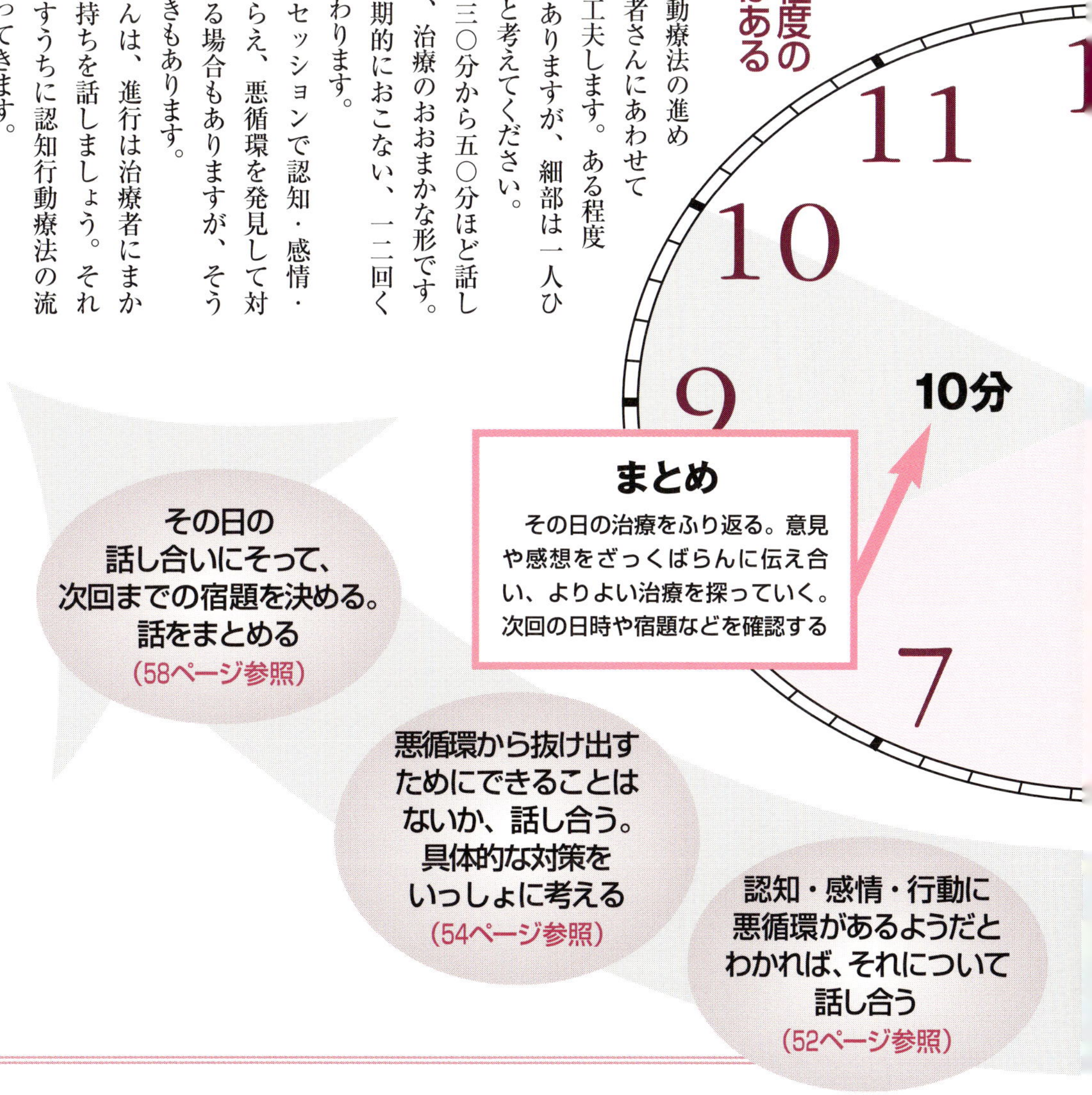
11
10
9
7
10分
まとめ
その日の治療をふり返る。意見や感想をざっくばらんに伝え合い、よりよい治療を探っていく。次回の日時や宿題などを確認する
その日の話し合いにそって、次回までの宿題を決める。話をまとめる
（58ページ参照）
悪循環から抜け出すためにできることはないか、話し合う。具体的な対策をいっしょに考える
（54ページ参照）
認知・感情・行動に悪循環があるようだとわかれば、それについて話し合う
（52ページ参照）

治療の流れ

まず、なにがつらいか話してみる

治療は、患者さんが治療者に自分のつらさやそれをどうしたいかという希望を話すことからはじまります。その過程で緊張感がとれ、自由に話せる安心感がわいてきます。

治療は安心感からスタートする

人間が意欲的に活動するためには、まわりの人からの基本的な信頼を得る必要があります。人に愛され、認められることが重要なのです。それが人間関係の基本とされています。

認知行動療法も基本的な信頼を重視して、治療をはじめます。治療者は患者さんを受け止め、認めることをいつも意識しています。

ですから、治療中に患者さんが一方的に指示されるようなことはありません。患者さんと治療者がお互いに信頼・尊重しながら、治療を進めていきます。

とにかく話を聞いてくれる

治療全体を通して、治療者は患者さんの話をよく聞きます。とくにはじめは、徹底的に聞き役になり、患者さんのつらさを受け止めることにつとめます。

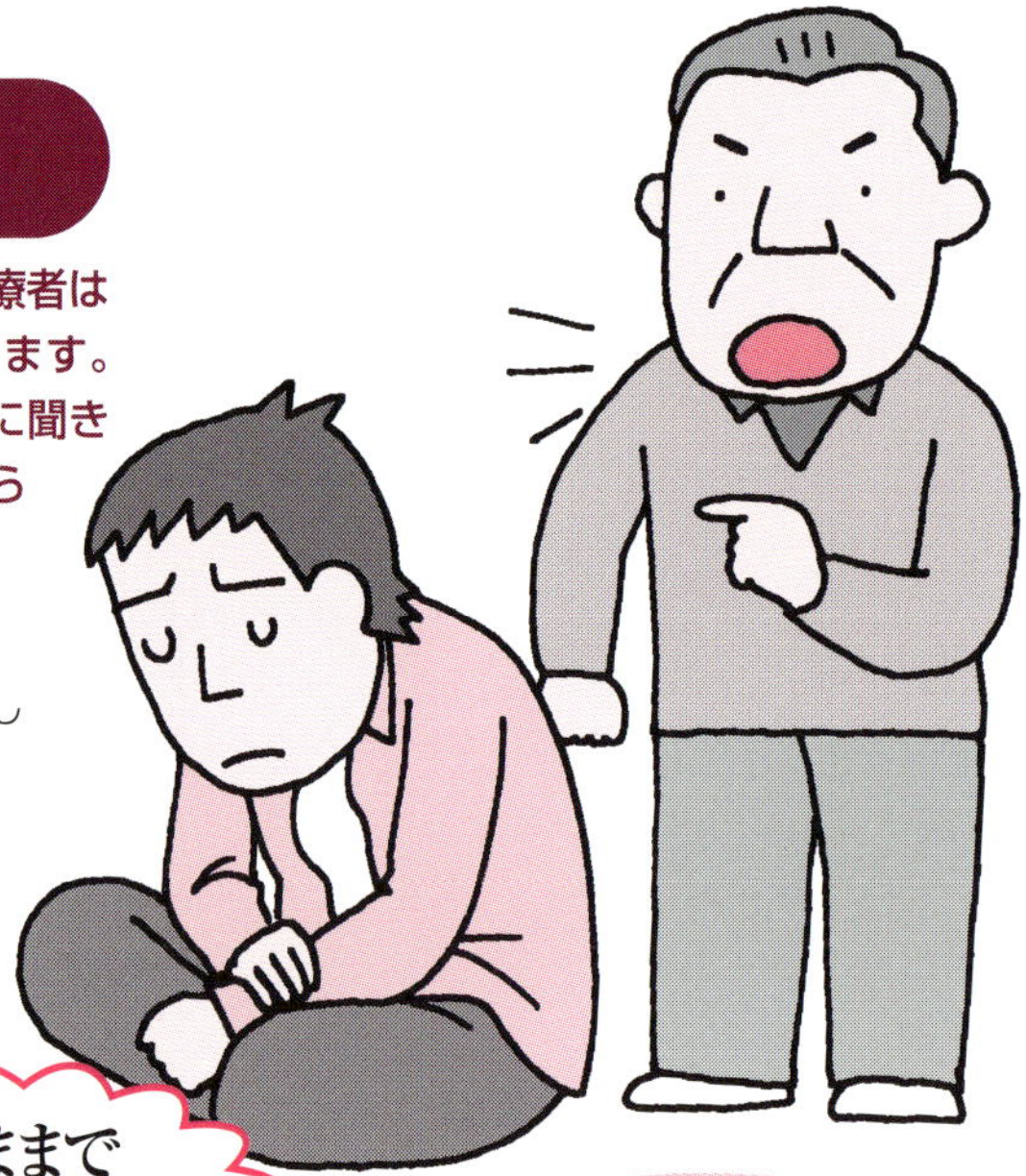

家族にさえ話ができず、苦しんでいることも

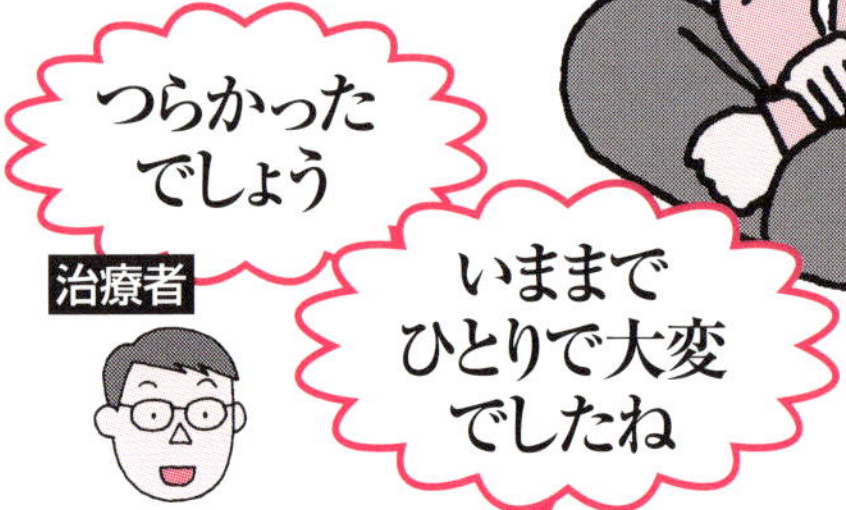

つらかったでしょう
いままでひとりで大変でしたね
治療者

無理解がつらい
うつ病や不安障害に悩む人には、まわりに病気を理解してもらえないつらさがある

話を聞いてくれる
治療者は、まずは患者さんの話を聞き、共感することから治療をはじめる

傾聴

共感

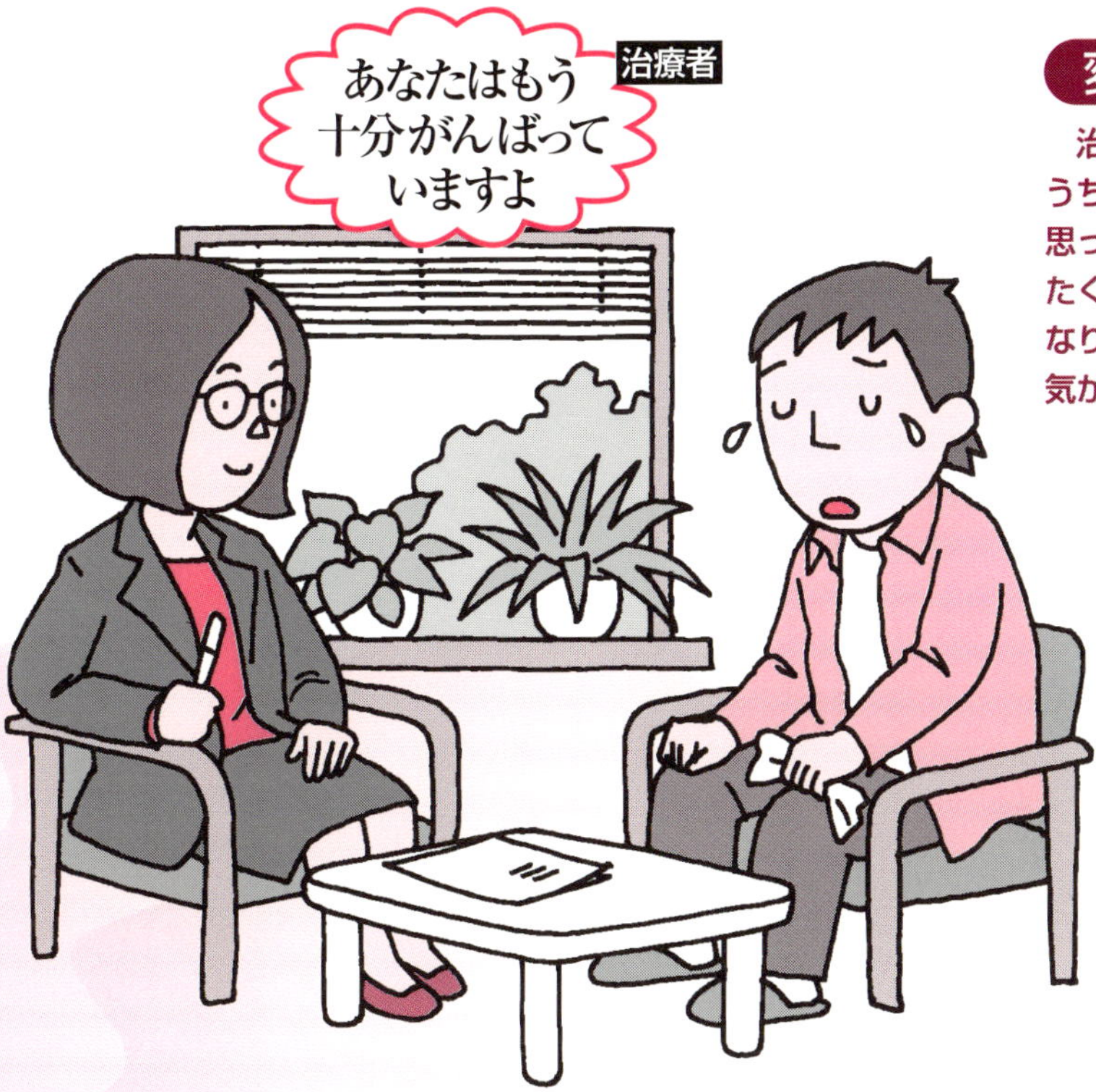
治療者
あなたはもう十分がんばっていますよ

変われる気がしてくる

治療者に話を聞いてもらっているうちに、患者さんは「もうダメだと思っていた自分にも、よいところがたくさんあるんだ」と思えるようになり、病気を治すことができそうな気がしてきます。

POINT

人は、受容されなければ変われない。受容され、自分のすべてが問題なのではないと感じれば、問題の部分を少し変えてみようという意欲が出る

最初の面接は「アセスメント」

患者さんの情報を集め、整理して病気の状態の見立てをおこなうことを「アセスメント」という。最初の面接でおこなわれる。治療者はその結果をもとに、患者さんの病気ごとに、おおまかな治療のプランを立てる

受容

受け止めてくれる

治療者は一方的な指示はせず、患者さんの気持ちを受け止めることに重点をおく

緊張感がとける

話を続けるうちに、患者さんの緊張感がとけていく。よりくわしく話せるようになる

変わる準備ができる

患者さんは受け止めてくれる相手がいるとわかり、安心する。治療の準備ができる

治療の流れ

話したいテーマ（アジェンダ）を決める

話したいことが多すぎたり、反対になにも話すことがなかったりしても、心配ありません。話すテーマを決めることから、治療者が手伝ってくれます。

毎回テーマを決める

話しやすい雰囲気が出てきたら、その日のテーマを決め、本格的な治療のスタートです。治療がスムーズに進むように、毎回テーマに対する解決策をみつけていきます。

アジェンダ

agendaとは、会議の議題を意味する英語。認知行動療法では、治療でとり扱う話題（テーマ）のことをアジェンダとよぶ

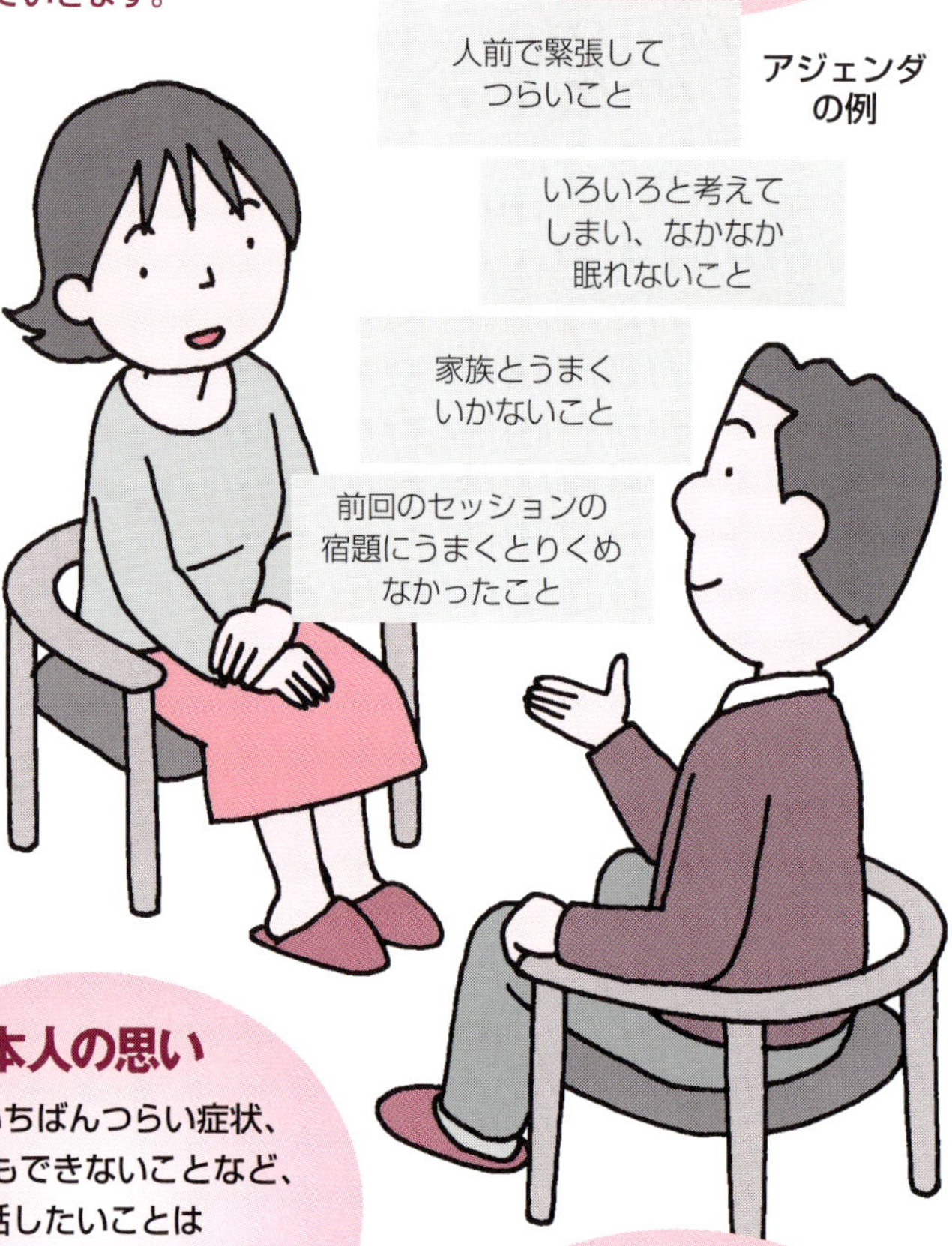

アジェンダの例
人前で緊張してつらいこと
いろいろと考えてしまい、なかなか眠れないこと
家族とうまくいかないこと
前回のセッションの宿題にうまくとりくめなかったこと

テーマは話し合いのなかで決める。患者さんに話したいことがあれば、それがテーマに

本人の思い

いまいちばんつらい症状、どうにもできないことなど、話したいことはたくさんあるが、どう話せばよいかわからない

治療者の思い

思いついたことをなんでも言ってみてほしい。そこから治療がはじまる。治療計画が気になるなら、その話でもかまわない

いま話したいことを中心に進める

アジェンダを設定するのは、治療の対象や目的をしぼりこむためです。

話題が決まると、なにを話せばよいのかという迷いがひとまず消えます。また、とりくむ問題がはっきりするため、それを解決しようという意欲も出てきます。

患者さんと治療者で、いま話したいこと、治療対象としたいことを選び、それを中心にすえて、治療をスタートします。

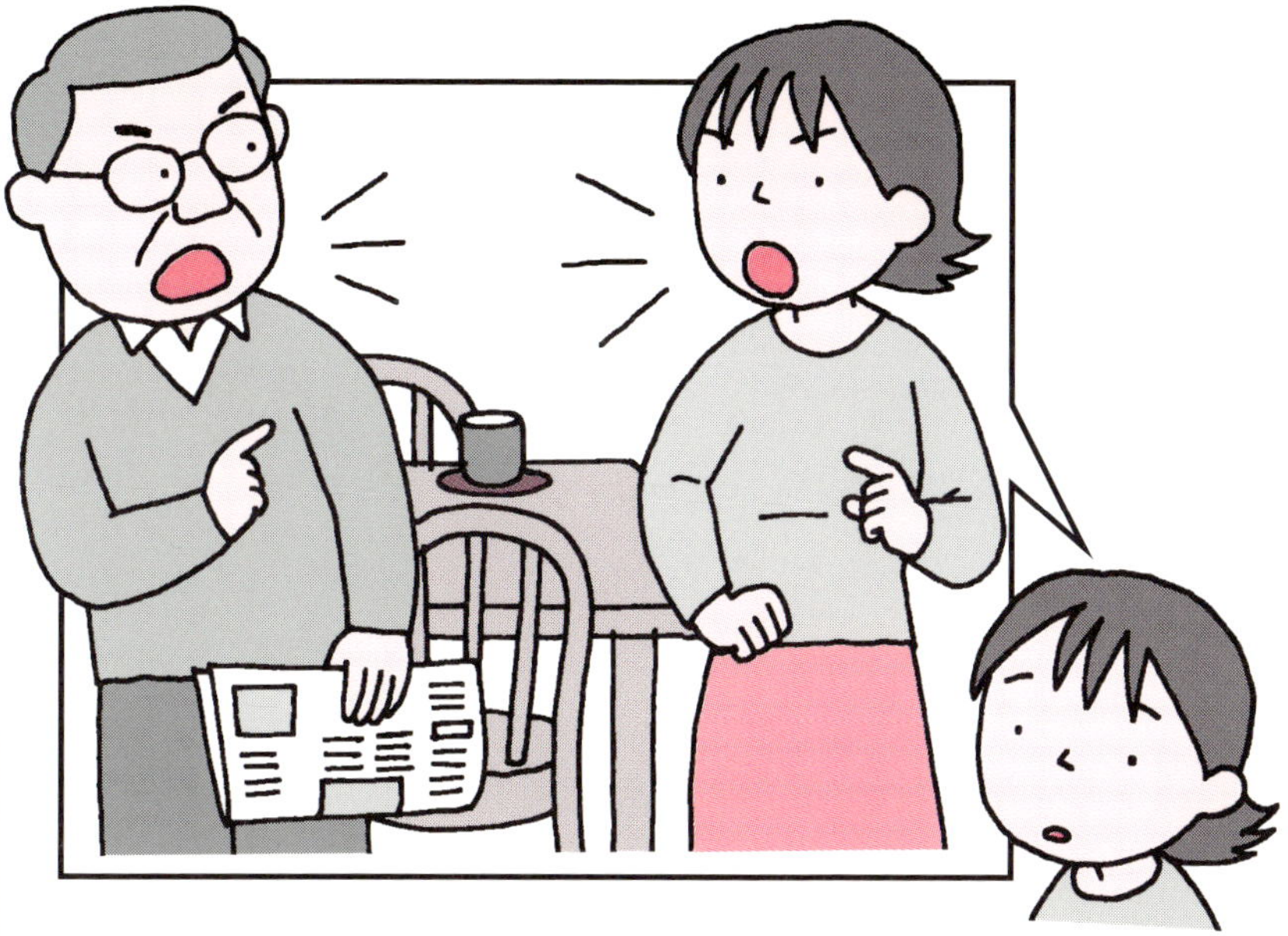

家族との口論が多くて悩みの種になっているのなら、それを治療者に伝える

希望を聞いてくれる

テーマ設定は、患者さんと治療者で、相談しながらおこないます。この過程でも、治療者が一方的に進めることはありません。希望があれば伝えましょう。

POINT

テーマをいくつかあげ、優先順位をつける場合も。いちばんの問題にテーマをしぼると、2番目以降の問題が気にならなくなることも多い

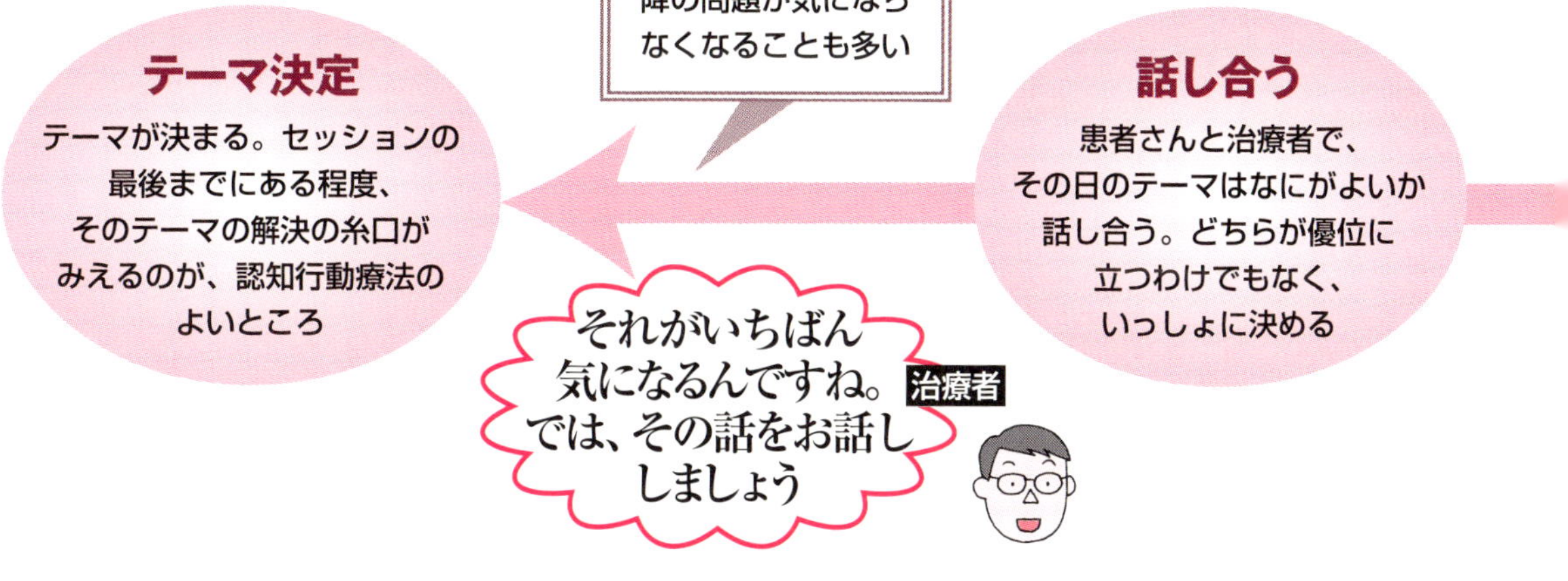

話し合う
患者さんと治療者で、その日のテーマはなにがよいか話し合う。どちらが優位に立つわけでもなく、いっしょに決める
テーマ決定
テーマが決まる。セッションの最後までにある程度、そのテーマの解決の糸口がみえるのが、認知行動療法のよいところ
それがいちばん気になるんですね。では、その話をお話ししましょう
治療者

患者さんと治療者が協力して進める

認知行動療法は、患者さんと治療者との共同作業です。どちらも治療に積極的にとりくめるよう、まとめの時間を活用します。

どちらも主役としてとりくむ

患者さんも治療者も、どちらも治療の主役です。患者さんのことは、本人がいちばんよく知っています。いっぽう、治療のことは治療者がくわしく知っています。その両者が力をあわせるのです。

回復という共通の目標に向かっていっしょに努力する、チームメートをイメージするとよいでしょう。そのイメージで、協力態勢を築いていきます。

二人三脚のチームで病態を把握し、仮説を立てて分析して、問題解決をはかります。患者さんと治療者が、協力しながらいっしょに成功体験を積むのが、認知行動療法なのです。

協力態勢を築く

患者さんが積極的に治療にとりくみ、治療者がしっかりとそれを支えると、よいチームワークが形成されます。どちらにもかたよらない関係を構築するのです。

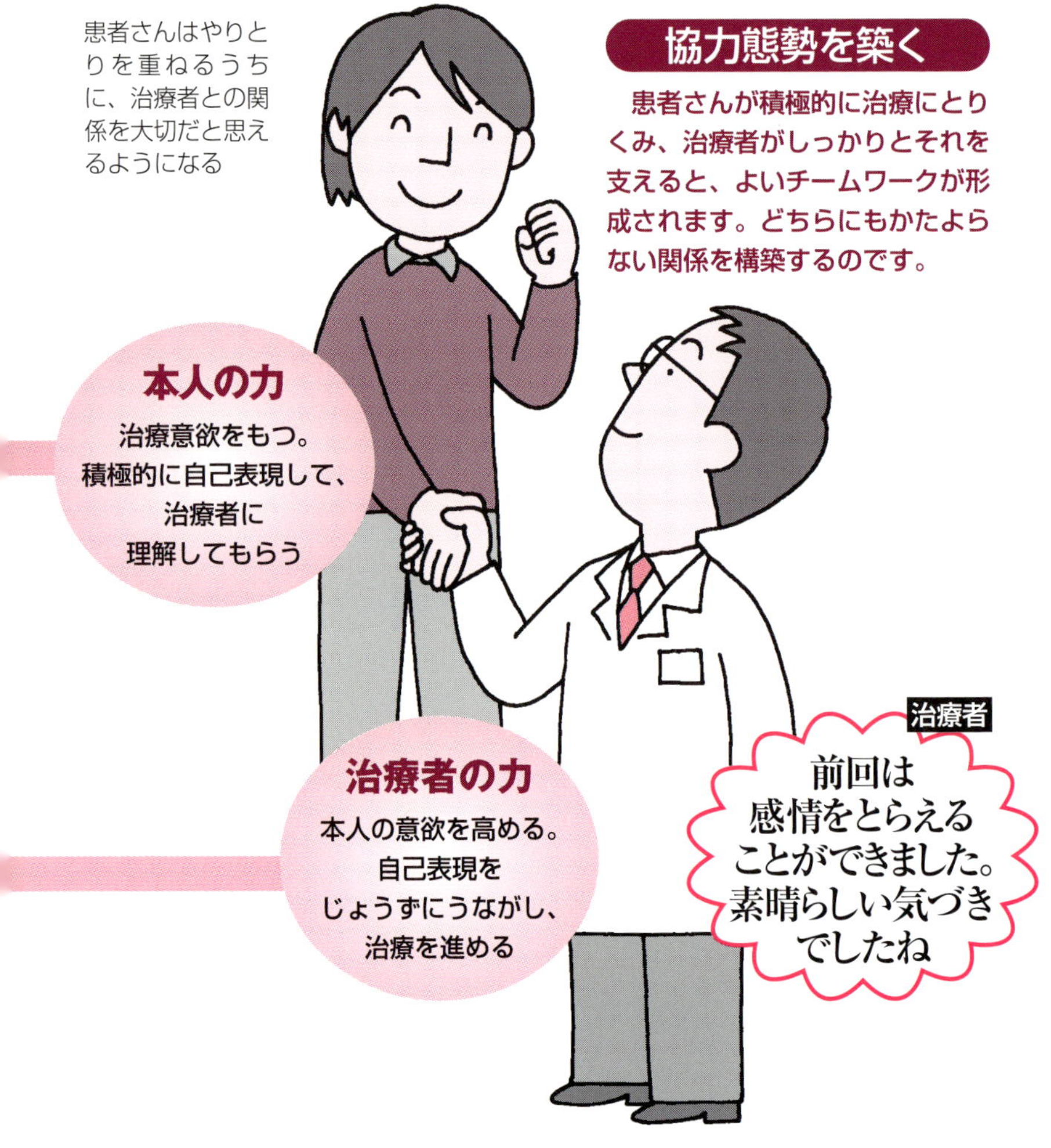
患者さんはやりとりを重ねるうちに、治療者との関係を大切だと思えるようになる
本人の力
治療意欲をもつ。積極的に自己表現して、治療者に理解してもらう
治療者の力
本人の意欲を高める。自己表現をじょうずにうながし、治療を進める
治療者
前回は感情をとらえることができました。素晴らしい気づきでしたね

「まとめ」を通じて意思共有

話をまとめるときに意思の共有をはかります。各セッションの最初と最後におこなわれる確認や、話題をまとめるときの結論などが、まとめとして機能します。

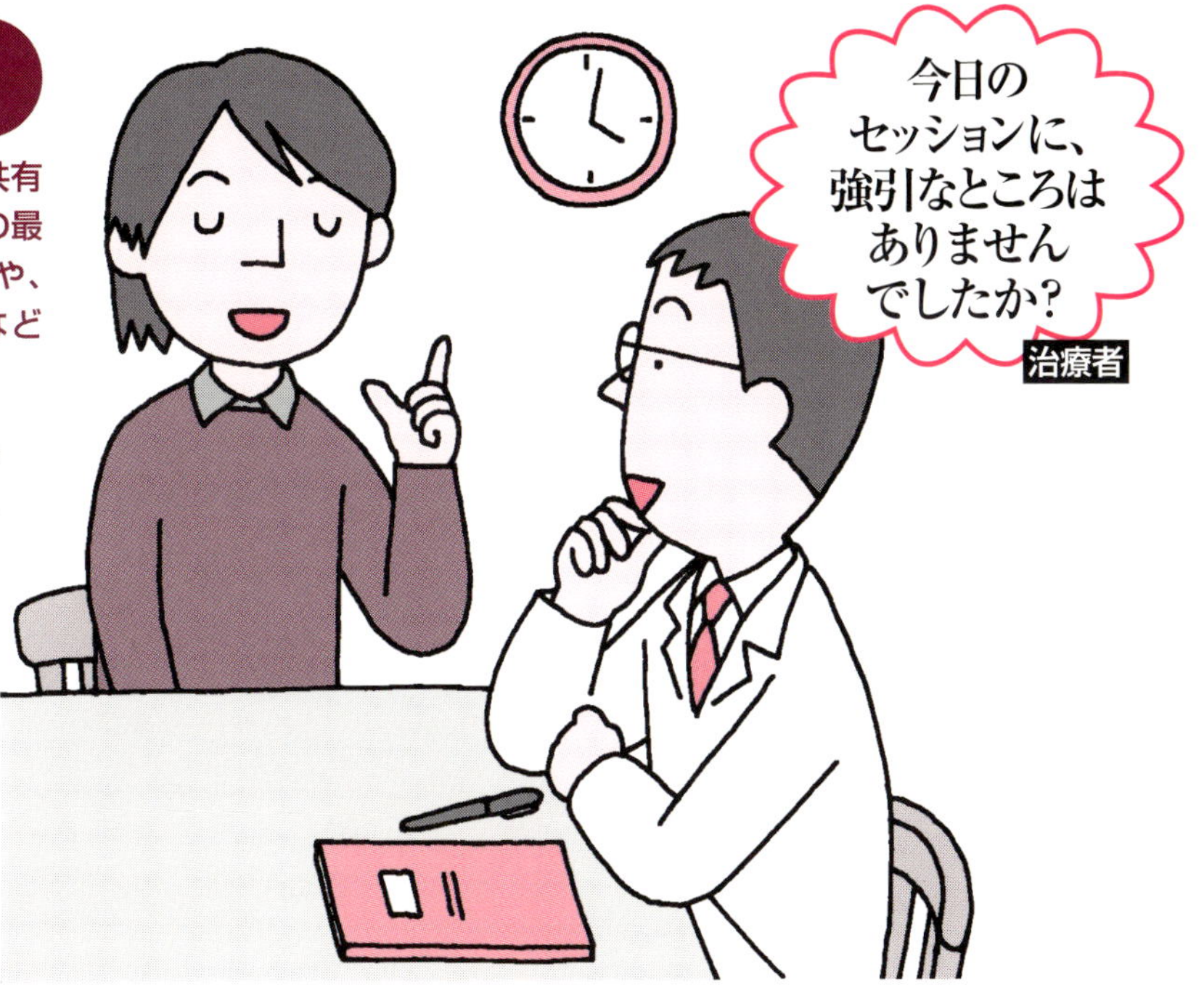
今日のセッションに、強引なところはありませんでしたか？
治療者

まとめの時間が必ずもうけられている。治療への不安、意見なども気軽に言える

POINT

お互いに意見や感想を返し（フィードバック）合い、情報が双方向にいきかうようにする

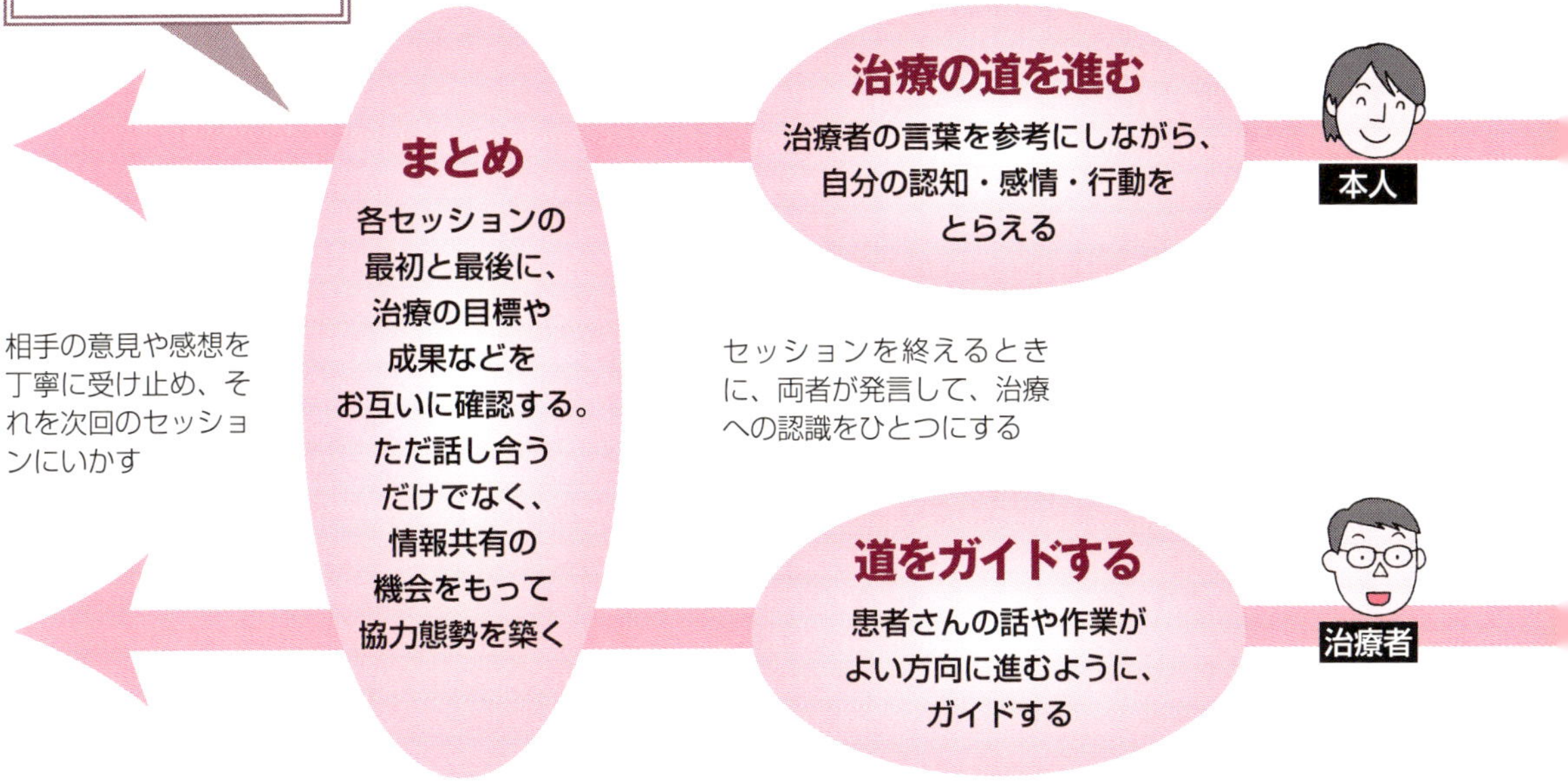
まとめ
各セッションの最初と最後に、治療の目標や成果などをお互いに確認する。ただ話し合うだけでなく、情報共有の機会をもって協力態勢を築く
治療の道を進む
治療者の言葉を参考にしながら、自分の認知・感情・行動をとらえる
本人
道をガイドする
患者さんの話や作業がよい方向に進むように、ガイドする
治療者

相手の意見や感想を丁寧に受け止め、それを次回のセッションにいかす

セッションを終えるときに、両者が発言して、治療への認識をひとつにする

手法

思いこみにはっと気づく「ソクラテスの問答」

対話の際、治療者がよく用いる手法に「ソクラテスの問答」があります。この方法によって、患者さんは自分の意外な思いこみに気づきます。

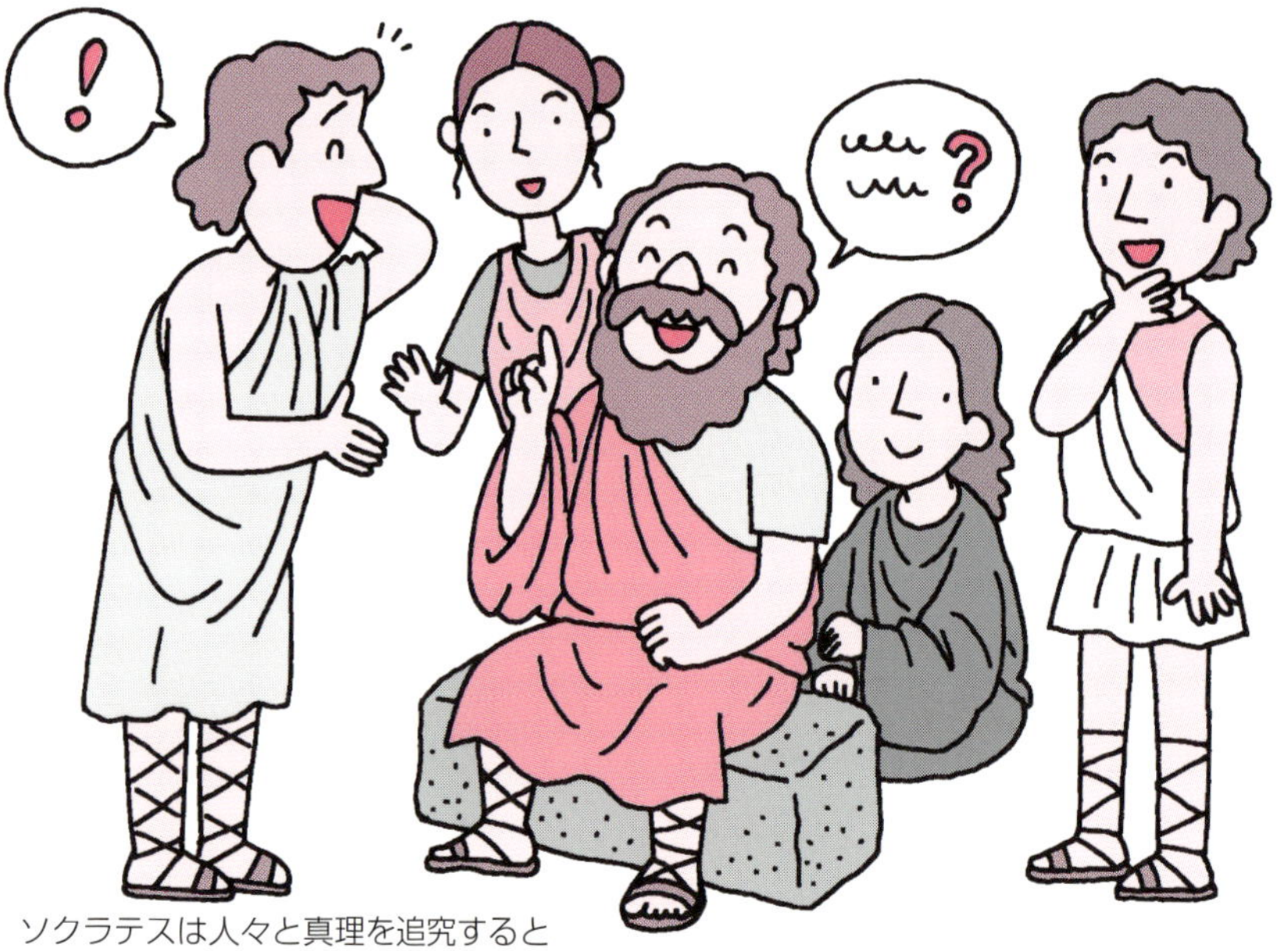

ソクラテスは人々と真理を追究するとき、相手の気づきをうながすように質問を工夫した。聞かれた相手は「あっ、そういえば！」と感じたという

ソクラテスの問答

問答を重ねることで、話し相手を自発的な気づきへと導く対話法。哲学者ソクラテスが用いたことで知られる

患者さんが当たり前だと感じ、深く考えたことのない点に「そのとき、なにが悲しかったのですか？」などとあらためて問いかける

聞かれた患者さんは、「悲しかった」ことの原因をあらためて考えることができる

悲しい感情を引き起こした原因を探るなかで、感情と原因の関係に気づく

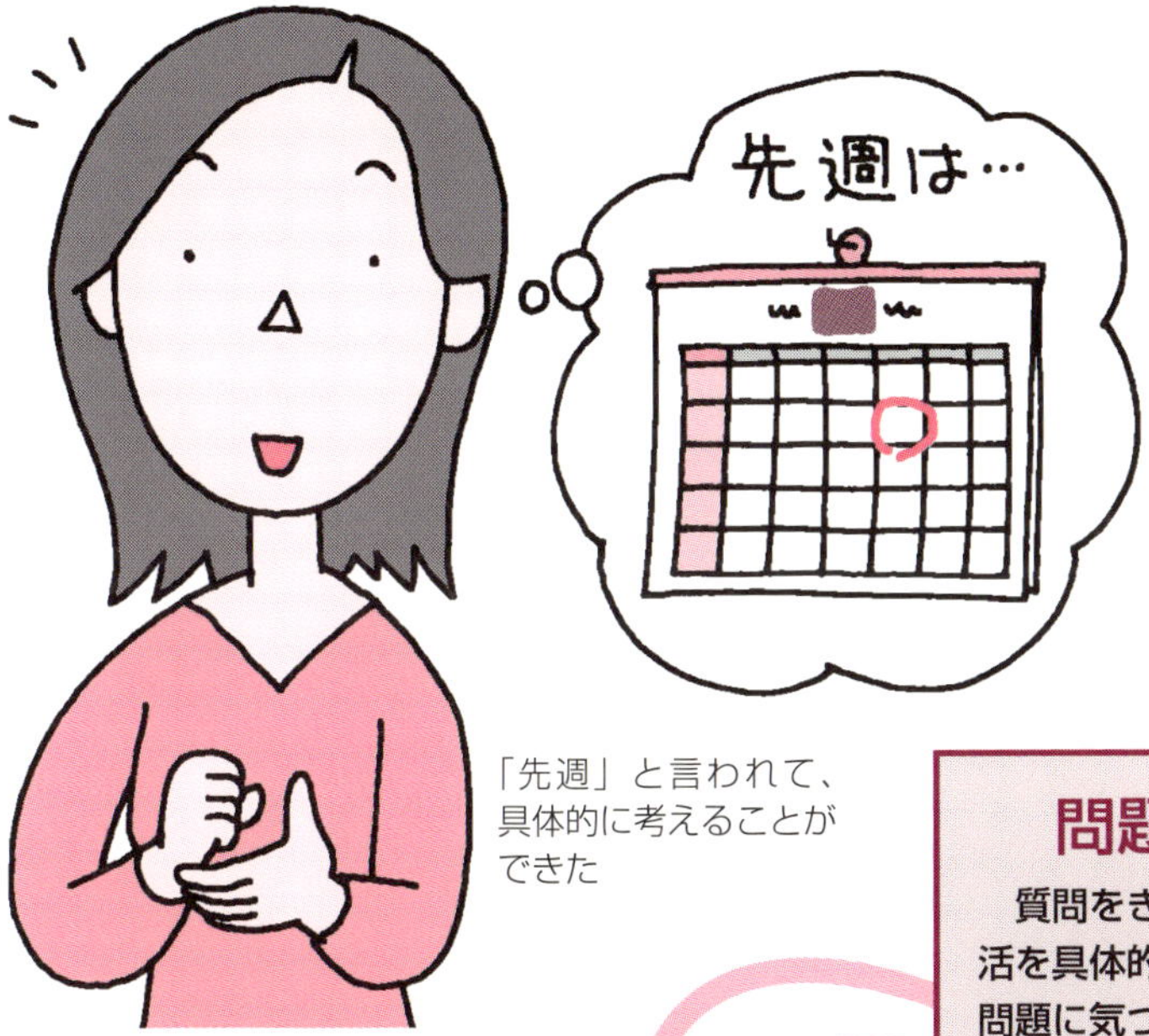

「先週」と言われて、具体的に考えることができた

聞かれた側が自分で気づく

答えやすい質問をされると、患者さんはなにか考えられそうな気になります。そしてやがて、自分の認知や感情、行動の特徴に自ら気づくことができるのです。

問答の効果

問題に気づく

質問をきっかけに、自分の生活を具体的にふり返る。そして問題に気づく。そのような過程をGuided Discovery（導かれた気づき）という

具体的に考えられる

治療者は、完全なオープン・クエスチョン（開かれた質問）ではなく、患者さんが考えやすくなるようなきっかけをまじえながら、問答を重ねる

誤解がとける

当たり前だと思っていた悩みに、意外な思いこみがあったと気づき、「あっ、そうか」と感じて気持ちがふっきれる

話せる自信がつく

治療者がソクラテスの問答をくり返すことで、患者さんには話せる、答えられるという自信がつく

発見へと導いていく

ソクラテスの手法は、患者さんをなんらかの発見へと導くため、ガイデッド・ディスカバリーと呼ばれますが、誘導尋問のような強引な方法とは違います。

治療者は、患者さんがどのような気づきにたどりついても、それを尊重します。患者さんに、うまく言葉にできない、もやもやとした問題をとらえてほしいという思いがあるのです。

治療の流れ

認知と感情を分けてとらえる

患者さんは気持ちや考えを、できるだけくわしく治療者に伝えます。治療者はそれを理解し、患者さんが認知・感情・行動を分けるのを手伝います。

自分の心をとらえる

患者さんは話したいことを話し、質問されたら答えます。そのやりとりによって、感情表現をして、自分の心を正確に知るのです。

自己表現する

気になっている問題や症状を言葉にする。考えや気持ち、行動がじょじょに具体的に表現できるようになる

出来事

認知

問題が起きるとき、どう考えているか。感情と分けて考えるのが難しい

感情

問題が起きたときの気持ち。認知とがっちりくっついている場合が多い

行動

問題が起きたときの行動。たとえば「外出できない」「それは火元を何度も確認するから」という具合に、細部を掘り下げていく

POINT

行動は比較的分けやすい。まず行動をとらえるのもひとつの方法

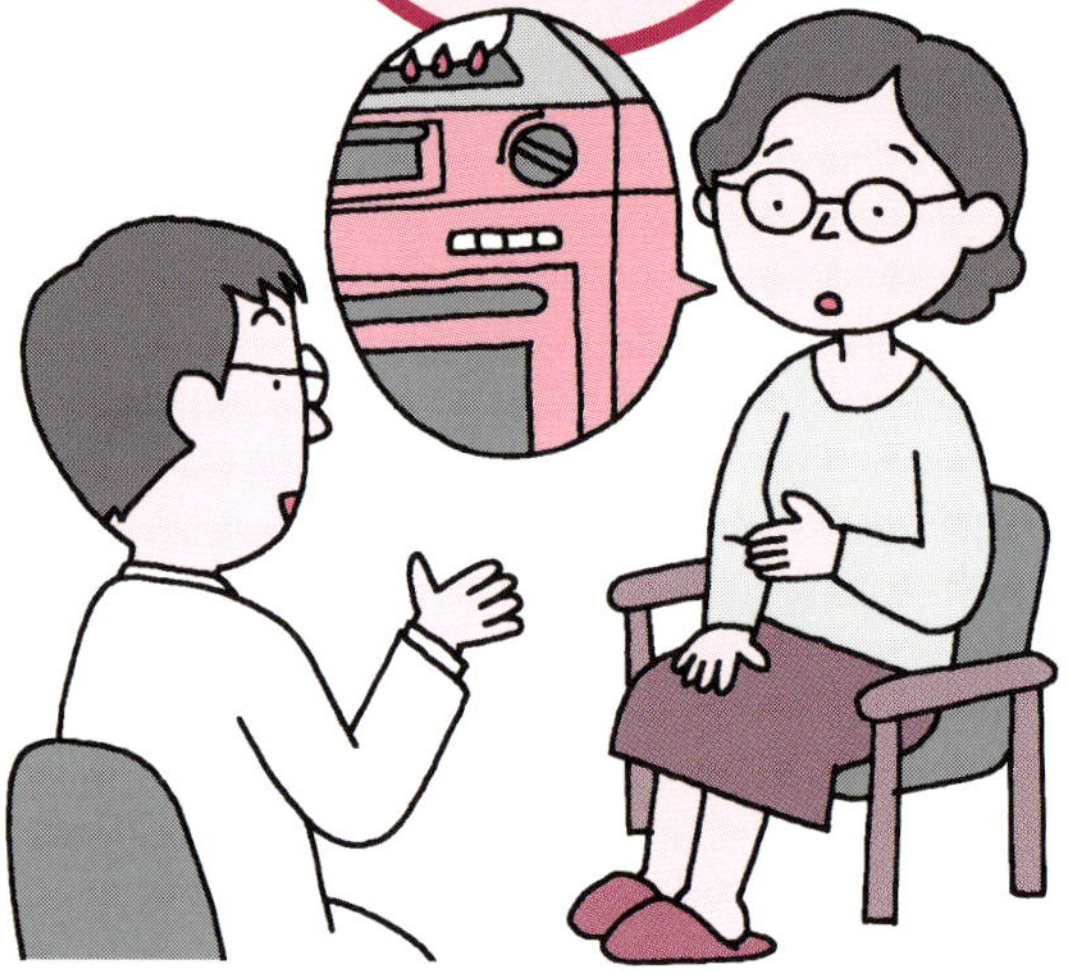

そのとき、どんな感情になりましたか？

治療者

患者さんの「火元が気になって、家にとんで帰ってしまった」という話に、治療者がじょうずに質問を重ねる

「ホットな認知」に気づく

不快な感情を抱くとき、頭にどのような考えが浮かぶか、丁寧に考えていきます。その作業を進めるうちに、感情と認知を区別できるようになります。

同様のやりとりを何度も重ね、認知・感情・行動をはっきりさせる
（50ページ参照）

認知と感情を分ける

認知（考え）と感情を区別すると、感情と強く結びついている「ホットな認知」がみつかる。問題解決の糸口がみえてくる

POINT

強い感情をともなう認知を「ホットな認知」と呼ぶ。それが治療のカギとなる。ホットな認知をとらえるのが目標

認知

つらい感情と密接に関係している認知を引き出す。感情と一体化していた認知に気づく

感情

問題が起きたときの感情を、認知と区別する。感情をたくさん知っていると区別しやすい

行動

問題が起きたときの行動ははっきりみえるため、認知や感情と区別しやすい

不安、心配、緊張、悲しい、傷ついた、さびしい、イライラ、混乱、恥ずかしい、罪悪感などの不快な感情のどれに当てはまるか考える

POINT

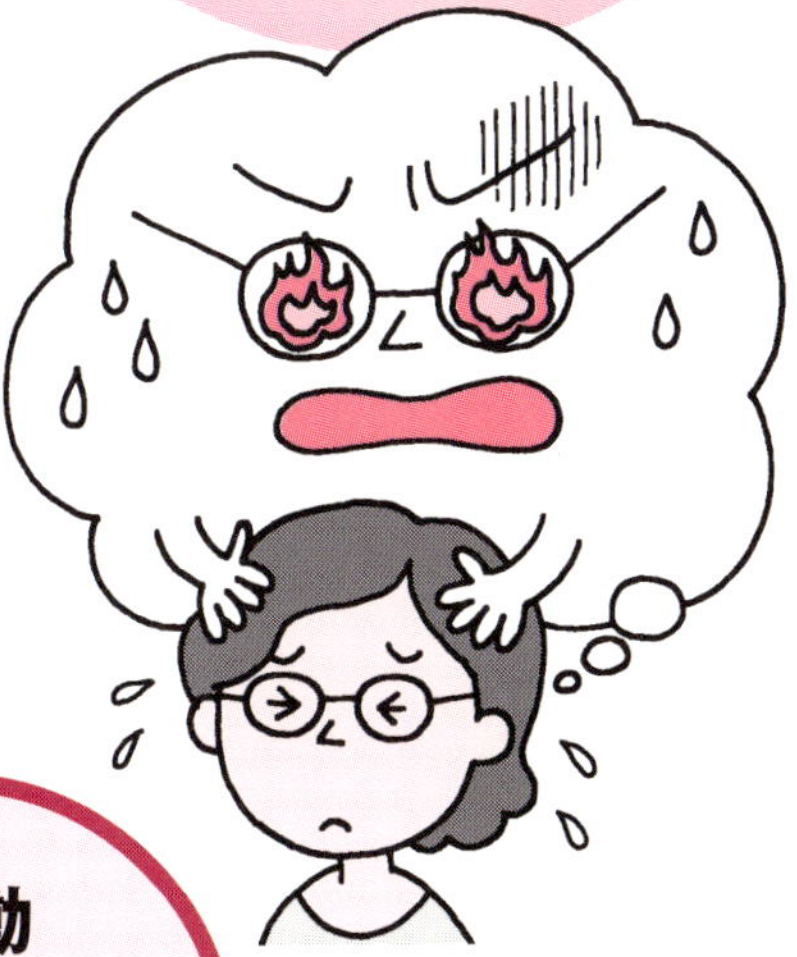

「強い不安」という感情と、「火事を防がなきゃ」というホットな認知が強く結びつき、ほかの考え方ができない状態だった

自分の生き方を形にしてみる

出来事・認知・感情・行動を分けてとらえるのは、認知行動療法の大切な作業のひとつです。

行動は表に出ていることが多いため、比較的とらえやすいといえるでしょう。

難しいのは、認知と感情を分けることです。区別するコツは、感情を表す言葉をたくさん用意すること。感情を快・不快の二つに分け、不快の感情について考えを掘り下げます。数ある感情のなかで、自分の気持ちがどれに当てはまるか、考えていくのです。

手法

答えを推理する「フォーミュレーション」

患者さんの認知・感情・行動に関する情報を集めて、治療理論に基づく式に当てはめ、推理して答えを出すことを「フォーミュレーション」といいます。

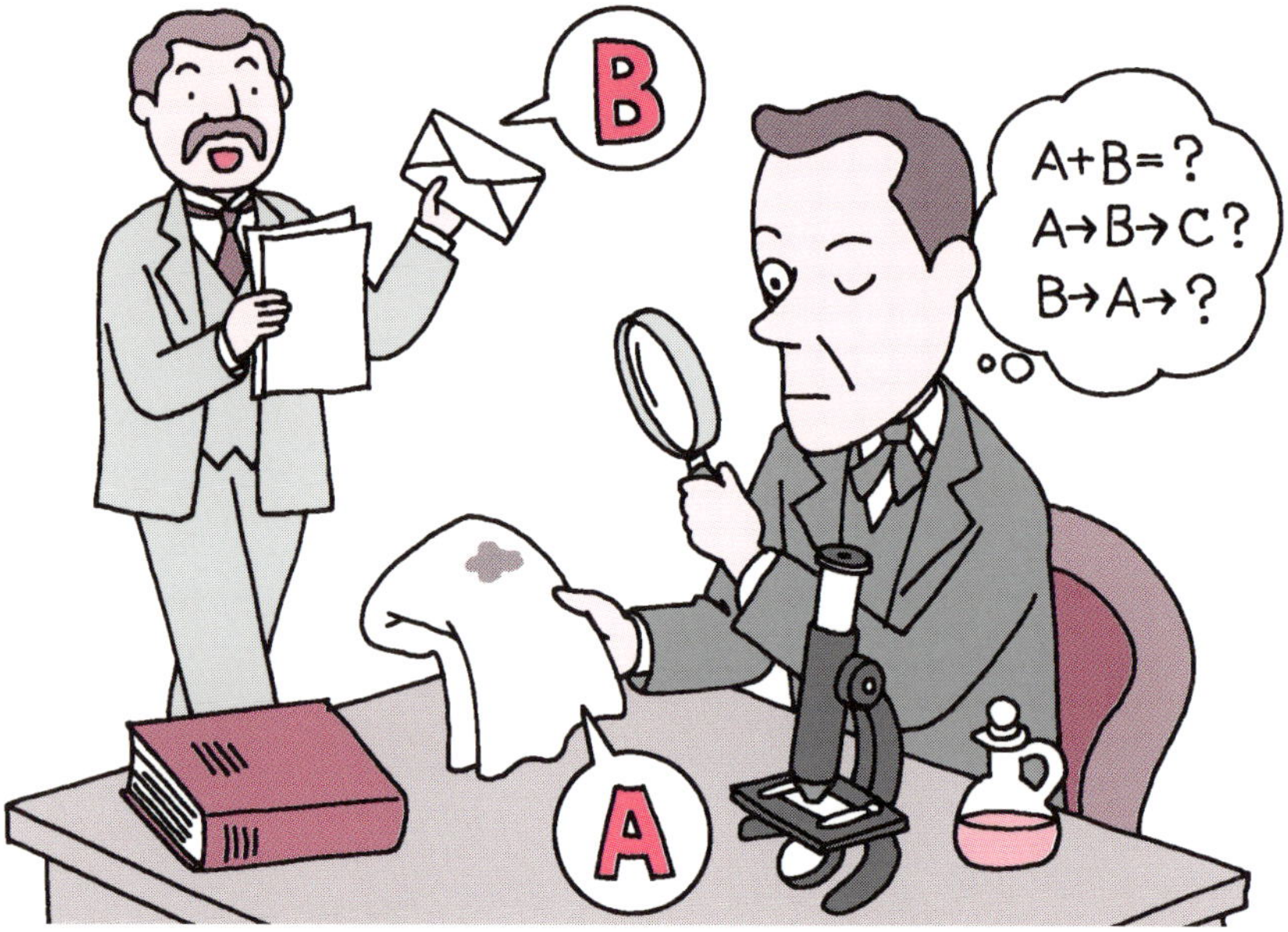

患者さんと治療者は、名探偵とそのパートナーのようになり、問題に関する情報を丁寧に集める

ケース フォーミュレーション

case formulationは「事例を定式化する」という意味。治療者が患者さん個々の事情を聞きとり、その内容を病気ごとの式と照らし合わせ、分析すること

対話などを通じて、患者さんの問題について、大小さまざまな情報が集まる

情報を整理して、病気ごとの式と照らし合わせ、「この認知とこの行動が関連しているのでは」などと仮説を立てる

対話や対策によって、仮説を検証する。式が正しければ、その式でほかの問題を解決することもできる

「ABC理論」で考える

アメリカの心理学者アルバート・エリスが、認知をABCの流れで整理する「ABC理論」を提唱しました。出来事の認知の仕方によって、結果は変わることを示しています。その理論にそって考えると、認知を論理的に理解することができます。

A（Activating Event）きっかけとなる出来事

↓

B（Belief）信念。認知や考え方

↓

C（Consequence）結果。感情や行動

自分の考えの「式」がみえる

フォーミュレーションが完了すると、患者さんは自分の考えの式（または型、モデル）を具体的に理解できるようになります。問題の全体像を理解して、その答え（具体的な対策）を考えるために、フォーミュレーションをするのです。

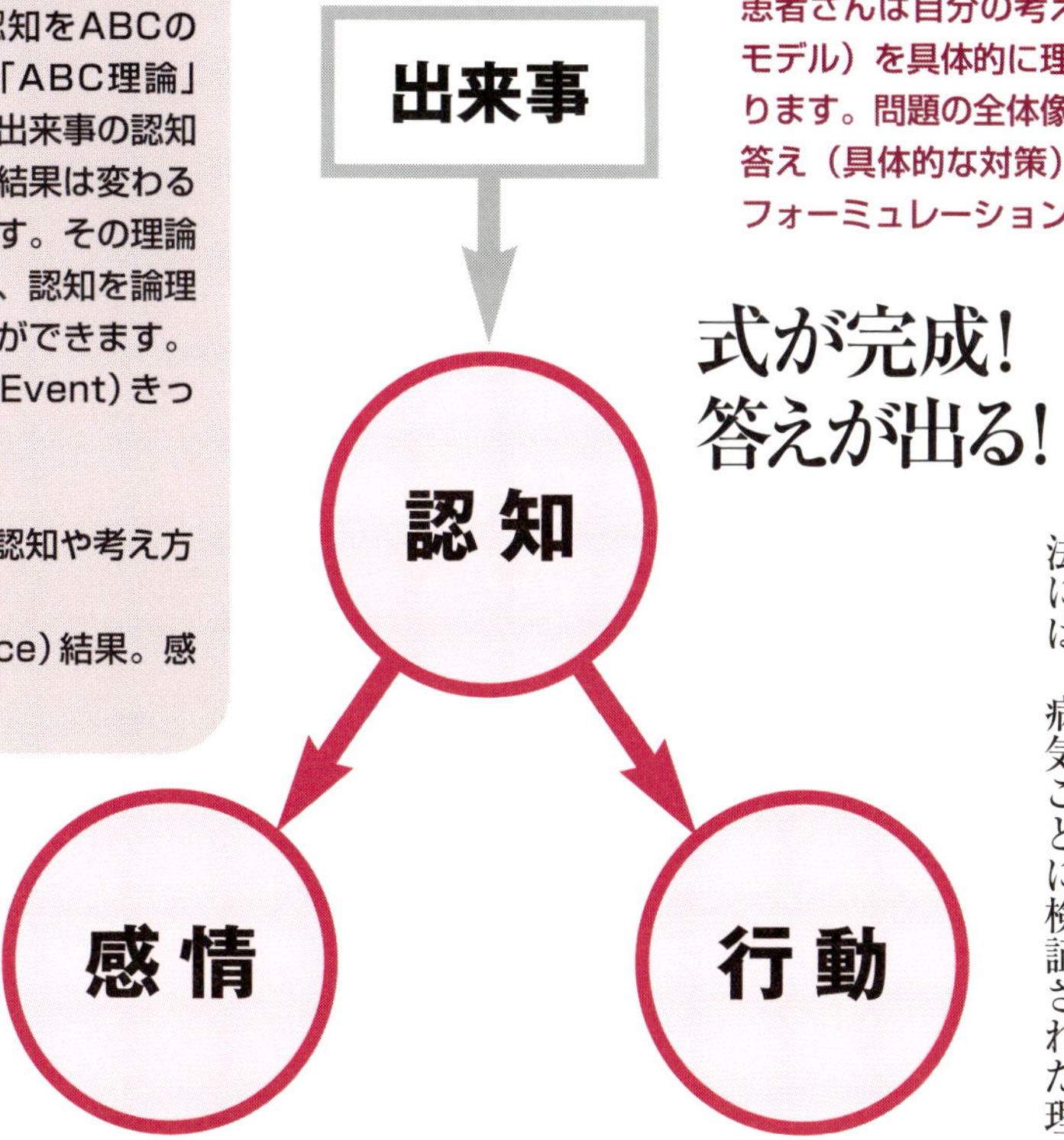

病気ごとに検証された式がある

フォーミュレーションは「定式化」とも呼ばれます。認知行動療法には、病気ごとに検証された理論的な式があります。それらの式を活用して、問題をより正確に分析することが定式化です。

数学で、公式がわかると問題がすらすら解けるように、認知行動療法で自分の考え方の定式がわかると、悩みの背景がわかり、問題が解消できるようになっていきます。

ひとつの悩みが解消できれば、ほかの同様の悩みにも同じ定式が応用でき、治療が進みます。

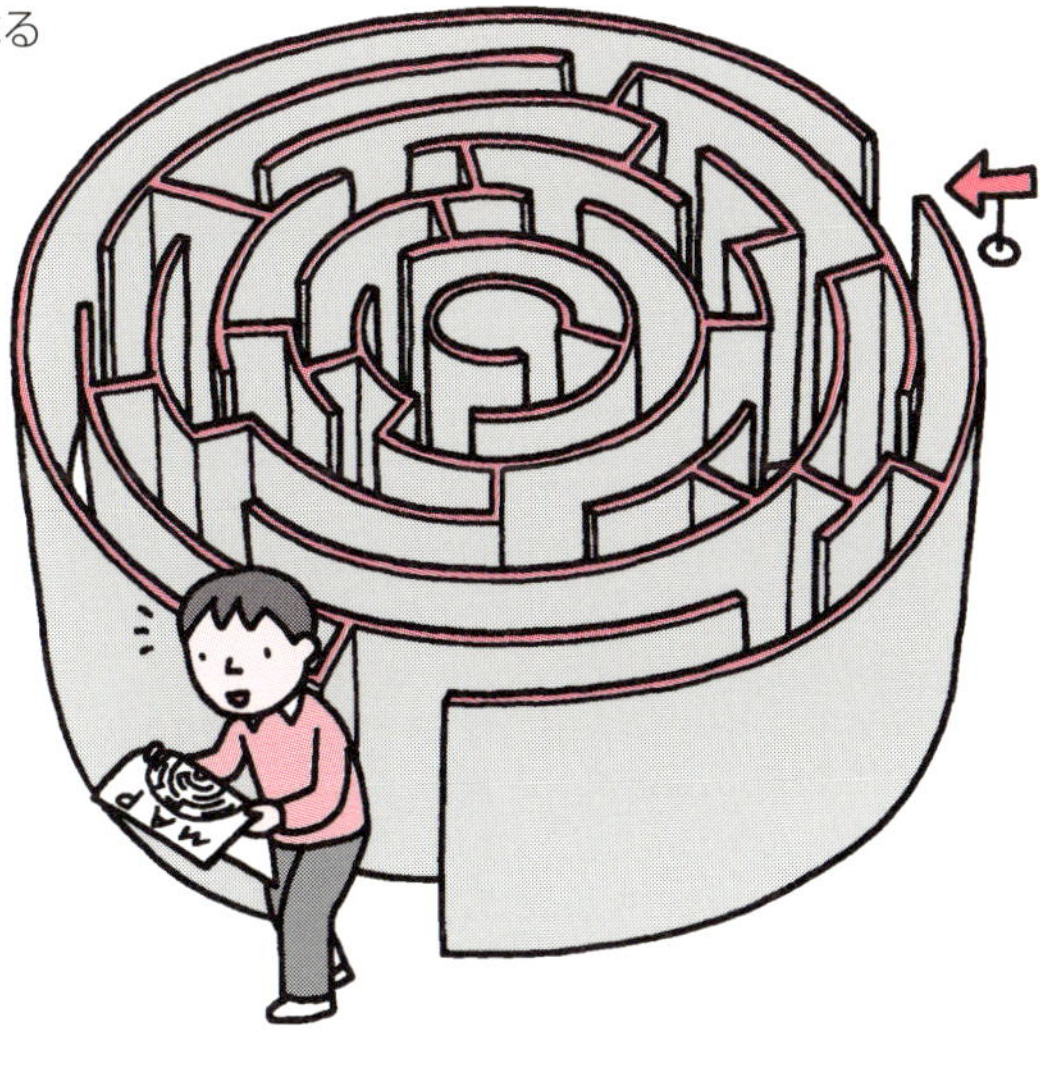

フォーミュレーションによってできた「型」は迷路の地図のようなもの。悩みの迷路から抜け出す指針となる

治療の流れ

悪循環を発見し、認知か行動を変える

認知・感情・行動をとらえることができれば、その三つが影響しあって悪循環のパターンが生じていることがわかってきます。そのパターンを変えることが治療になります。

問題を特定する

フォーミュレーションした3つの要素のうち、認知の部分を掘り下げていくと、問題のもとになっている、中核信念に気づきます。

POINT

フォーミュレーションをくわしくみていくときに、生育歴を確認し、過去にさかのぼって情報を集める場合もある

悪循環を発見

認知のゆがみが不適切な感情、行動を生み出し、それがゆがみをさらに強化していることに気づく

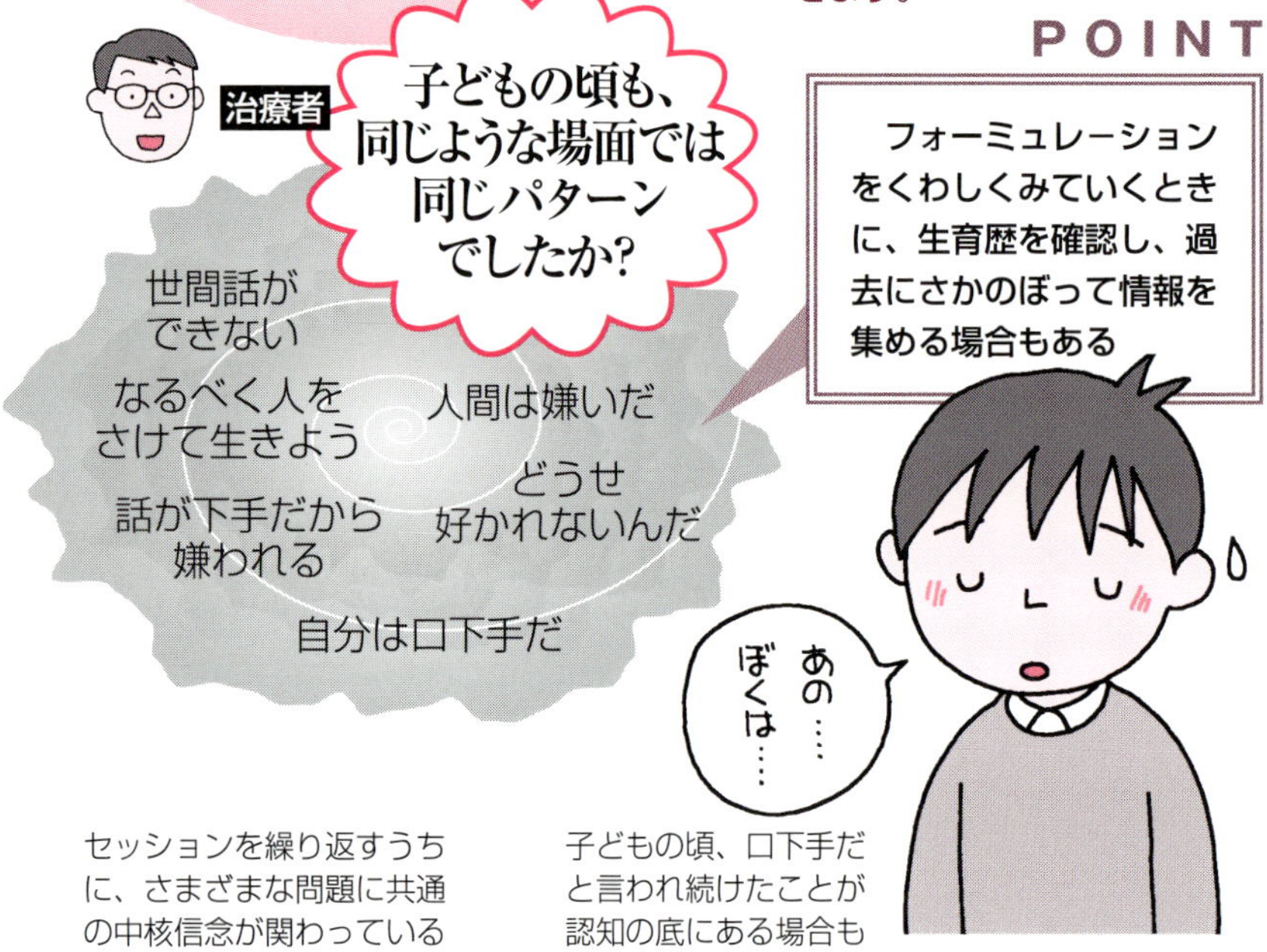

治療者
子どもの頃も、同じような場面では同じパターンでしたか?
世間話ができない
なるべく人をさけて生きよう
人間は嫌いだ
どうせ好かれないんだ
話が下手だから嫌われる
自分は口下手だ
あの……ぼくは……

セッションを繰り返すうちに、さまざまな問題に共通の中核信念が関わっていることがみえてくる。悪循環のパターンに気づく

子どもの頃、口下手だと言われ続けたことが認知の底にある場合も

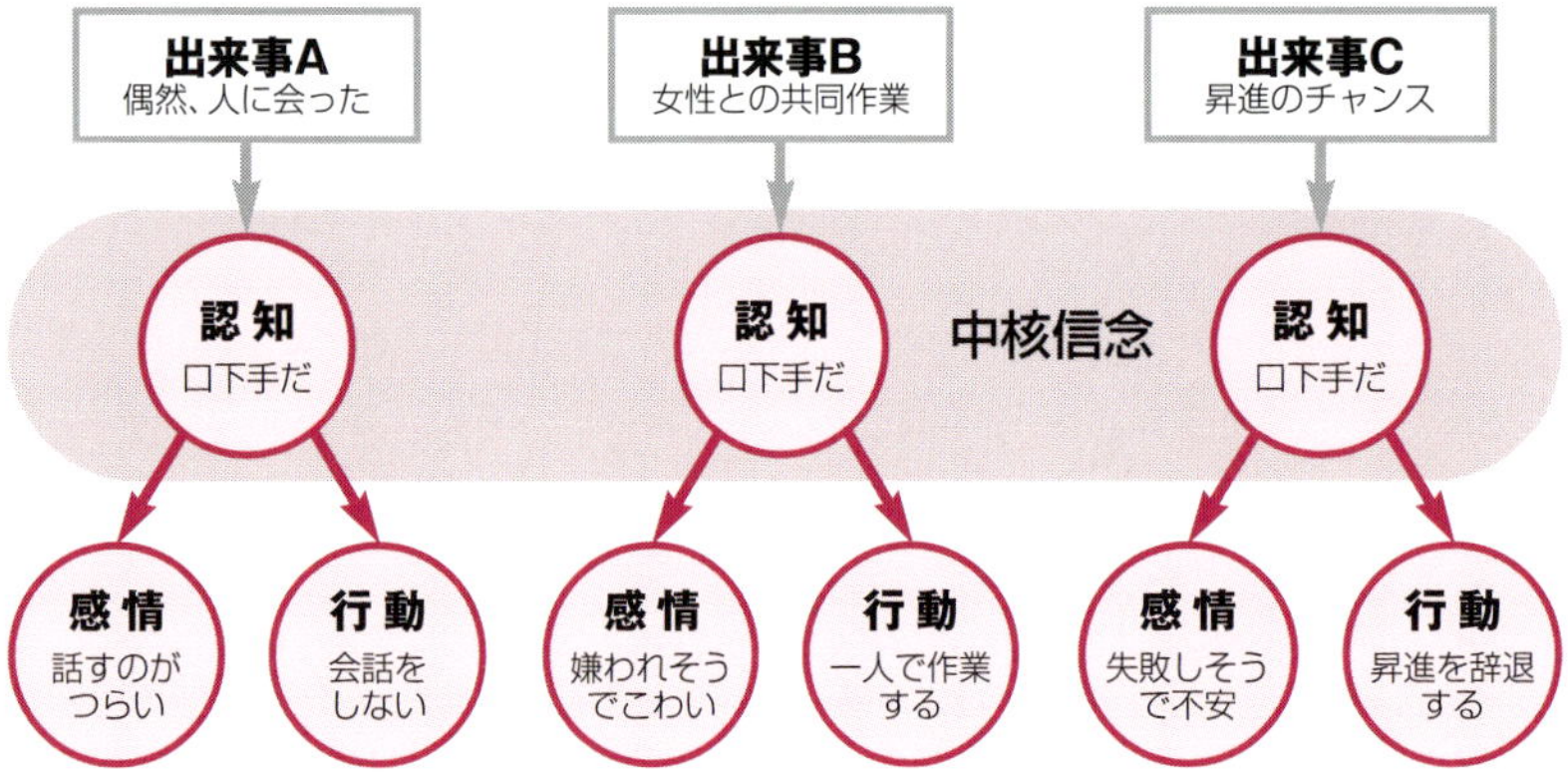

出来事A 偶然、人に会った
出来事B 女性との共同作業
出来事C 昇進のチャンス
中核信念
認知 口下手だ
認知 口下手だ
認知 口下手だ
感情 話すのがつらい
行動 会話をしない
感情 嫌われそうでこわい
行動 一人で作業する
感情 失敗しそうで不安
行動 昇進を辞退する

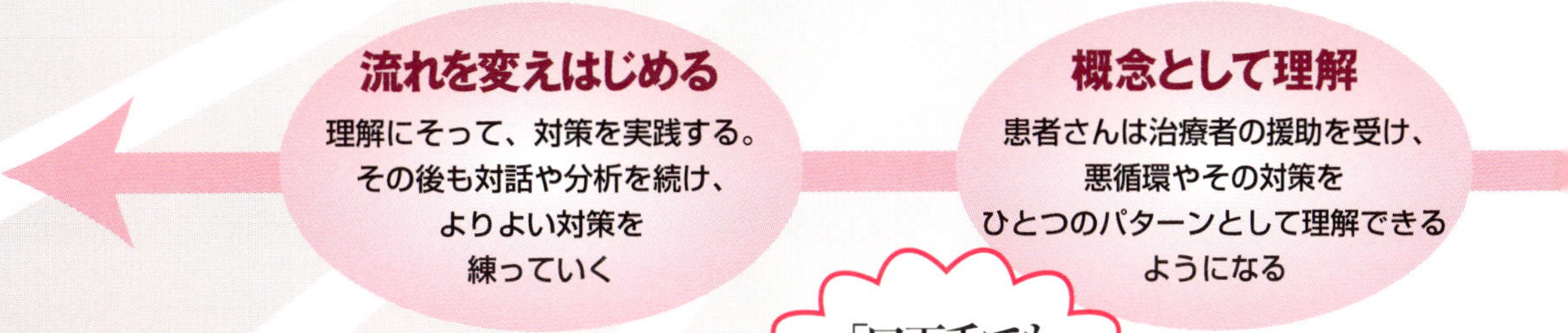
流れを変えはじめる
理解にそって、対策を実践する。その後も対話や分析を続け、よりよい対策を練っていく
概念として理解
患者さんは治療者の援助を受け、悪循環やその対策をひとつのパターンとして理解できるようになる

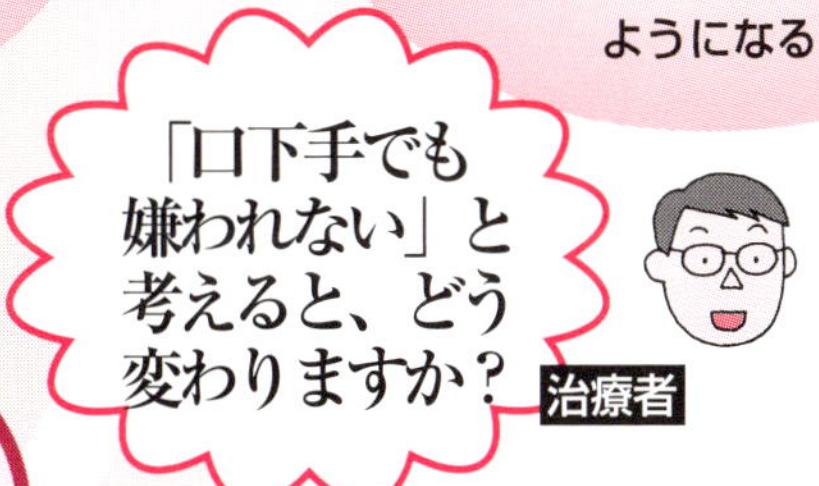
「口下手でも嫌われない」と考えると、どう変わりますか？
治療者

POINT

認知のゆがみを特定して修正する。また、行動も同時に変えていく。悪循環を好循環に変える

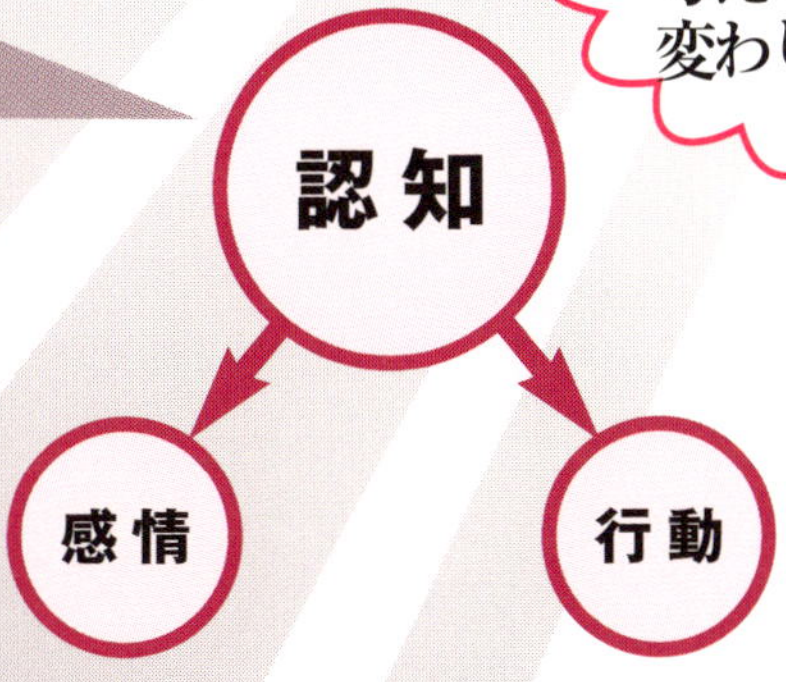
認知
感情
行動

問題が把握できたら対策をはじめる

認知行動療法の手法を活用して自分の認知・感情・行動を分析していくと、自分の抱えている問題のパターンが把握できます。

パターンが把握できれば、対策も自ずとみえてきます。次は、対策を考え、実践する段階です。

思いつくままに対策を打つのとは異なり、分析に基づく、根拠ある対策が打ち出せます。

患者さんと治療者が丁寧に話し合い、分析したうえで対策に入るため、認知行動療法は科学的に根拠のある治療法となるのです。

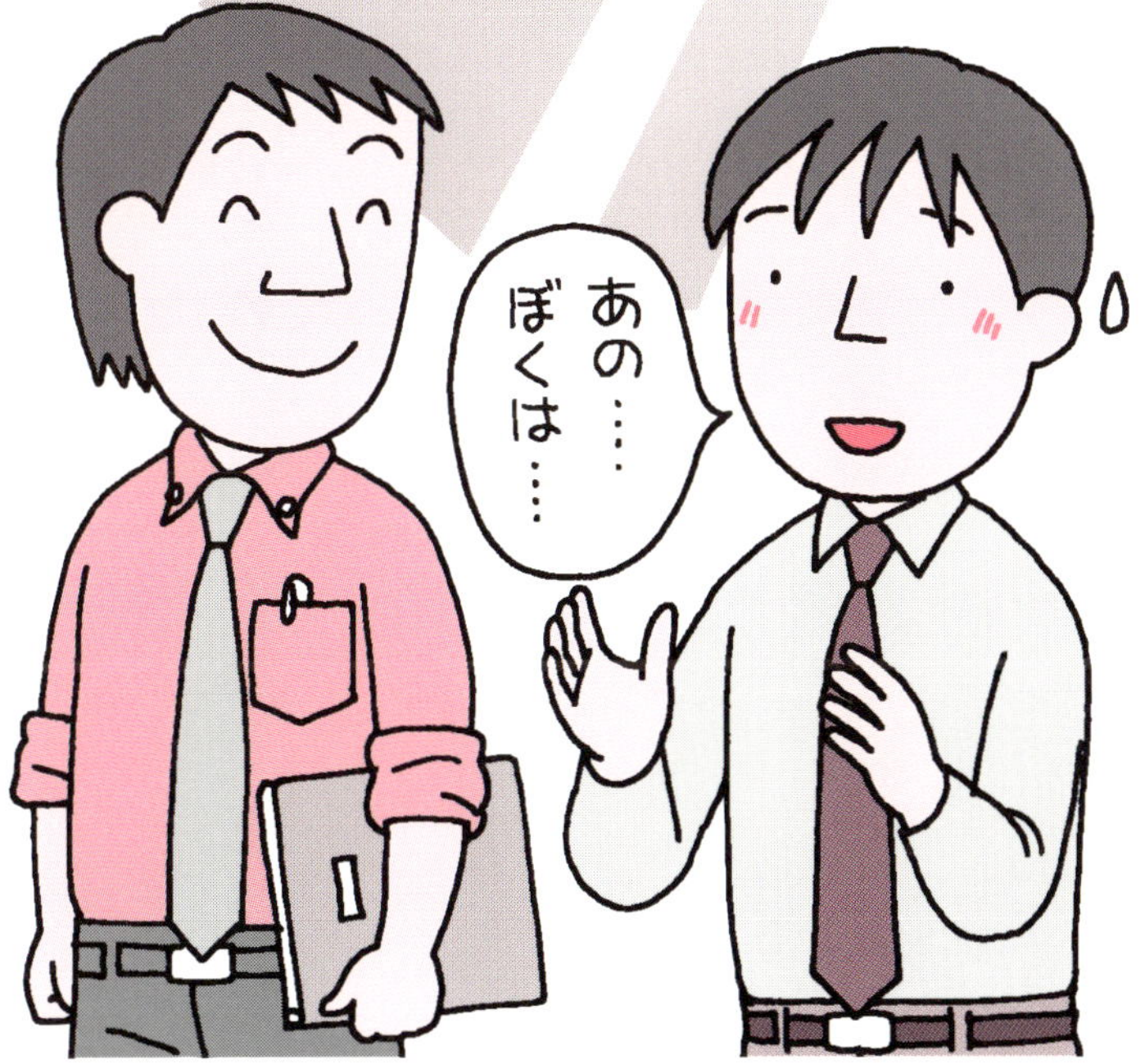
あの……ぼくは……

「口下手でも嫌われるとはかぎらない」と考える練習をすると、じょじょに雑談ができるように

治療の流れ

なにかひとつ、テクニックを試す

悪循環のパターンをみつけることができれば、治療の道はもうなかばまできています。あとは問題のある認知や行動を、特別な手法を用いて少しずつ変えていきましょう。

具体的になにか、対策を打つ

認知行動療法は、実践的な治療法です。診療を続けるなかで、問題のパターンが明らかになったら、その対策をはじめます。

対策は、明らかになった問題と関連したことでなければなりません。治療者が分析結果にそった対策を提案するので、患者さんはそれをもとにして、治療にとりくんでいきましょう。

いくつかのテクニックのなかから、患者さんが自身にあった方法を身につけ、いずれはひとりで認知のゆがみに日々、対処していけるようになることが最終目標です。

まずひとつでよい

認知や行動を変えるための治療技法はたくさん用意されています。そのなかから、ひとつかふたつのテクニックを試してみましょう。それらが自分にあっていれば、継続します。

よい循環に戻す方法を話し合う

どのような悪循環があり、それを治すためにはなにができるか、話し合う

アサーション・トレーニング

攻撃的でも、非主張的でもない、適度な自己表現を練習する

イメージ法

日頃と違う行動のイメージを具体的に思い描く。新たな視点に気づく

ロールプレイ

今後とりたい行動を、その役になりきって練習する。治療者や家族に意見を聞く

よい点・悪い点の比較

認知や行動のよい点・悪い点を列挙して比較する。価値観の見直しになる

まず3秒間、息を吐く。すると自然に息を吸いたくなり、ゆっくり呼吸できる

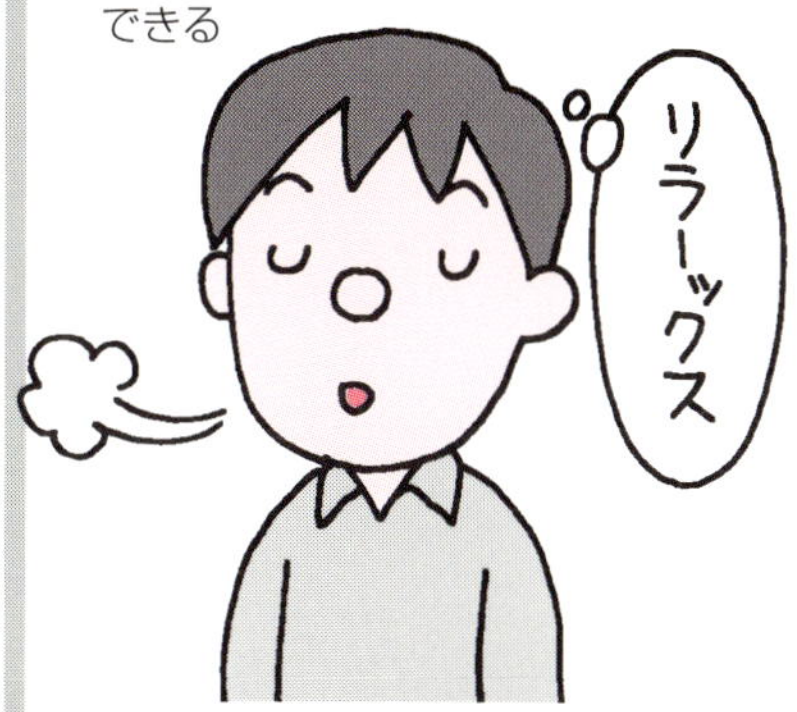

呼吸法

ホットな認知に支配されそうなとき、息を吐いて、頭から体へと注意を切りかえる

コラム法

枠（コラム）内に、認知や感情、行動を書きとめる。枠をつくることで、区別しやすくなる（56ページ参照）

認知の修正

完璧主義や白・黒の二分思考などと呼ばれる、かたよった考え方を変える。それらに当てはまっていないか、確認して、考え方の幅を広げる

優勝できなくても、やじうまにならず、参加してがんばれたのなら、それは素晴らしいこと

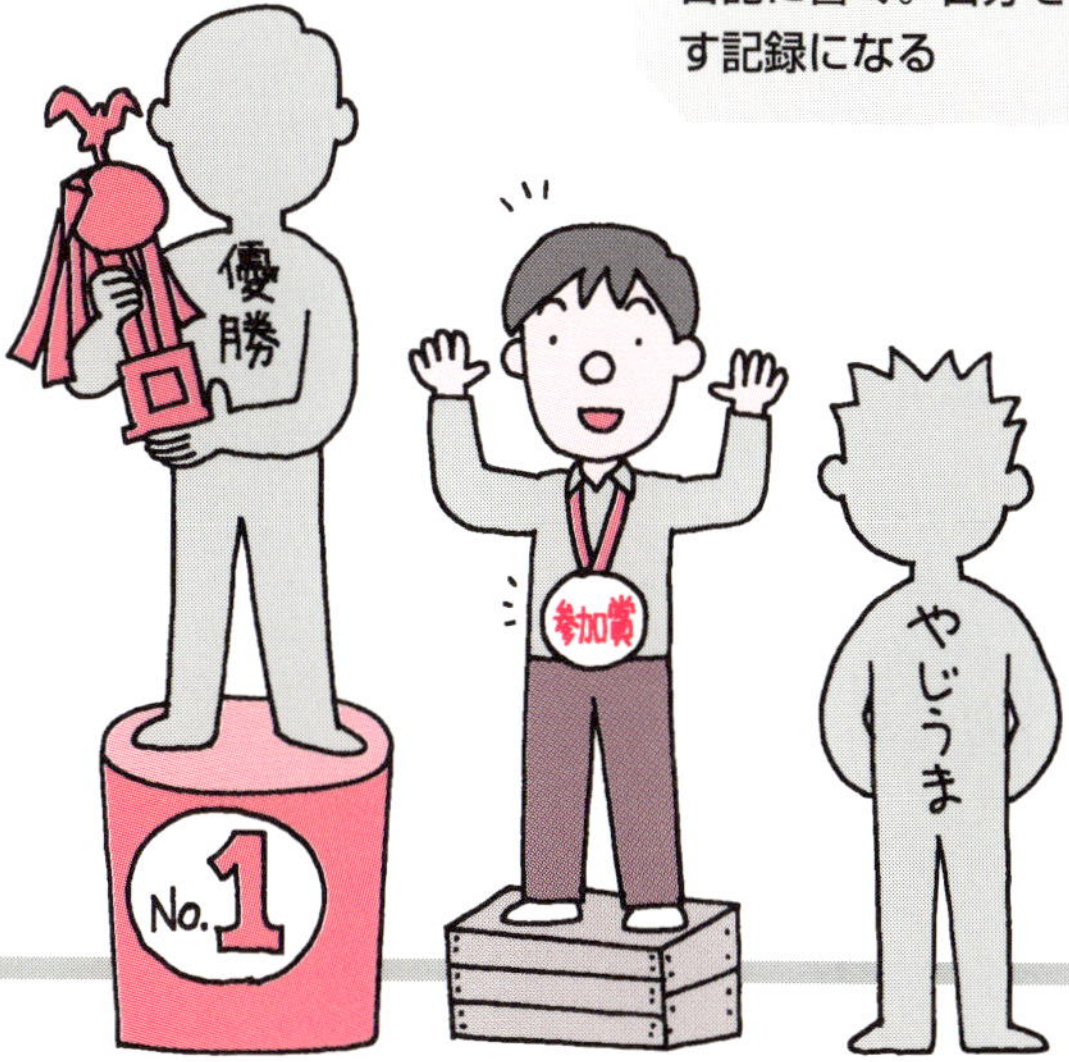

不安階層表

行動にともなう不安を0～100の数字で表現。不安数値の低い行動から挑戦して、生活を立て直す

日記を書く

チャレンジしたテクニックがどのようにできたか、日記に書く。自分をはげます記録になる

テクニックを試す

治療者が患者さんの問題にあわせて治療技法を提案する。そのなかから患者さんが選ぶ

自分にあうものを身につける

患者さんは治療技法を選び、実践して、自分にあうかどうか確かめる。あわなければほかの方法を試す

手法

コラムに考えや気持ちを書いて認知の「再構成」

治療の具体的なテクニックとして、もっともよく知られている方法が、考えを用紙に記入して整理する「コラム法」です。

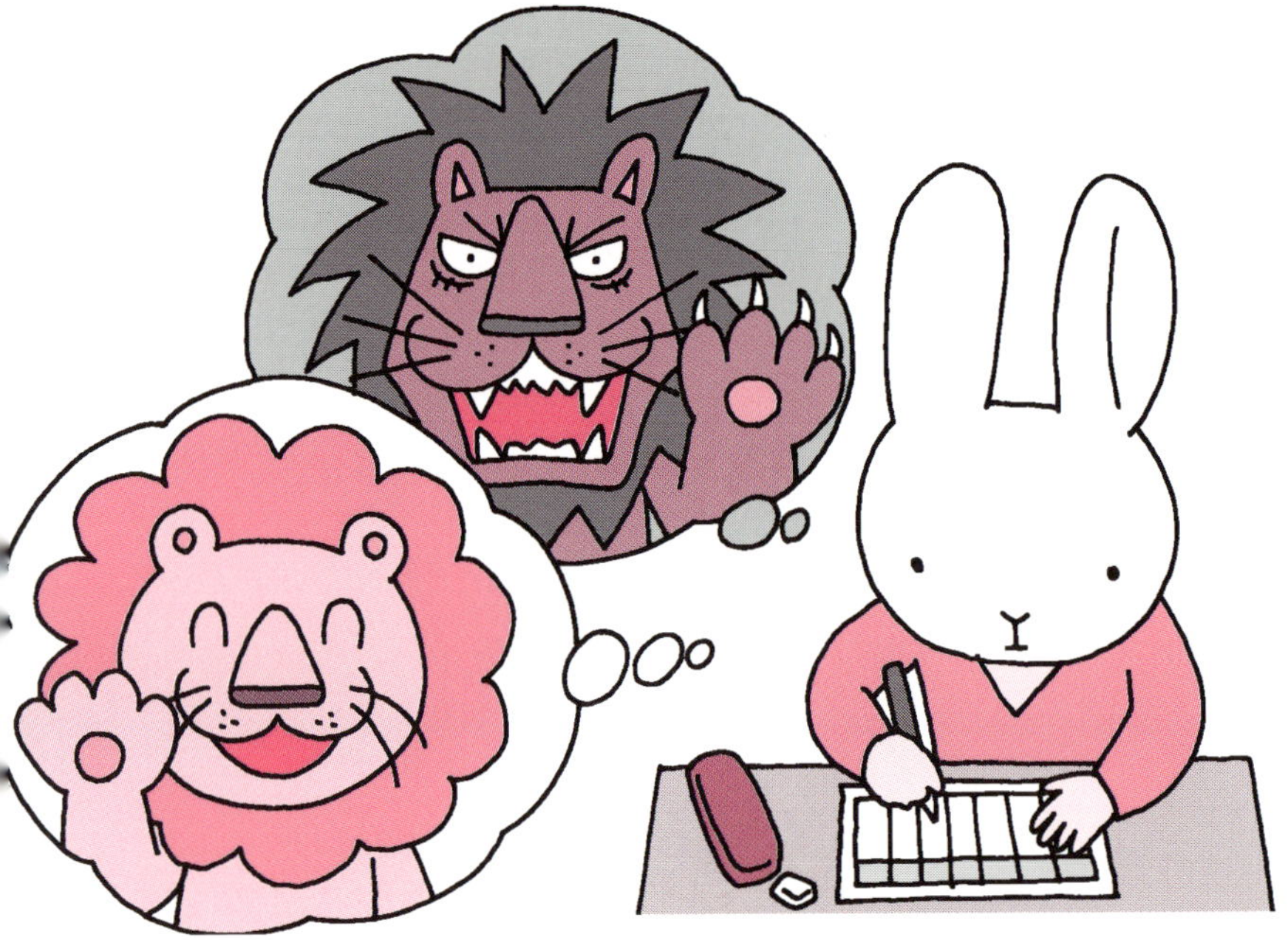

「ライオンはこわい」と決めつけないで、「ライオンも意外と親切かもしれない」と考えてみる

認知再構成法

治療を通じて認知をとらえ、ゆがみや問題がないか検証したり、認知の流れを整理したりすること。シートを用いて、記入式でおこなう場合が多い

まず、自分が気になっている出来事について、かんたんな言葉で書き出す

そのときの認知と感情をできる範囲で言葉にして、コラムなどに記入する

最初に書いた、自分のいつもの考えと違う考え方をためしに書いてみる

コラム数はさまざま

コラムとは、シートに書かれた枠のことです。コラム法で用いるシートには、2、3個の枠で構成されたもの、7列を使うものなど、さまざまな種類があります。少ない列のものからはじめて、だんだん増やすこともできます。

①出来事	9月13日、上司に仕事上のミスを厳しく注意された
②認知（考え）	上司は自分を嫌っている
③感情	不安（90点）
④考えの根拠	注意した声が荒々しい大声だった
⑤考えへの反証	注意のあとで自分にわかるようにくわしく説明してくれた
⑥合理的思考	上司は自分を大事に思っていて、一生懸命指導してくれた
⑦心の変化	不安な気持ちが減った（90点から50点へ）

7つのコラム法。認知をとらえ、その根拠や反証、合理的思考を考える。また、自分の心の変化を点数化して記入する

自分が毎日できそうなものにとりくむ

コラム法にはさまざまな種類があります。自分が毎日とりくめそうなものを、治療者といっしょに選び、実践しましょう。

思いついたことをどの枠に書けばよいのか迷ったり、枠を埋められなくて悩んだりしたときには、遠慮せず治療者に相談してください。治療者が、患者さんの状況を聞きとりながら、いっしょにシート記入を進めてくれることもあります。

■出来事：上司に仕事上のミスをひどく注意された
■感情：憂うつ

そのときの考え	別の考え
上司は自分を嫌っている	上司は自分を大事に思っていて、一生懸命指導してくれた

日頃の思考パターンを書く。次に、ほかの考え方を思いつくかぎり書く。記入するのが苦手な人にもとりくみやすい形式

2つのコラム法

考え方と感情を分けるときや、日頃の考え方と別の考え方を探るときなどに使う

7つのコラム法

7つの枠を使って、自分の認知をくわしくみていく。議論をするようなイメージで、自分の考えに賛成する立場から④の根拠を書き、反対の立場から⑤の反証を書くようにすると、書きやすい

そのほかの手法

認知・感情・行動が図解されたシートに記入する形式や、不安や責任感などを円グラフで表現する方法などを用いて認知の再構成をおこなう場合もある

治療の流れ

ホームワーク（宿題）にとりくむ

治療を通じて理解したことを、毎日の生活のなかでいかすのが大切です。セッションに続いて家でも治療にとりくみ、自分のものにできたと思えるまで練習しましょう。

治療の延長線上の宿題

治療の最後に、治療者と患者さんで話し合い、その日のテーマにそった宿題を決めます。宿題といっても、難しい課題ではありません。セッション中にわかってきた対策の実践です。

POINT

治療者が宿題の内容とその根拠や重要性、期待される効果などを説明する。患者さんは宿題の意義を理解したうえでとりくめる

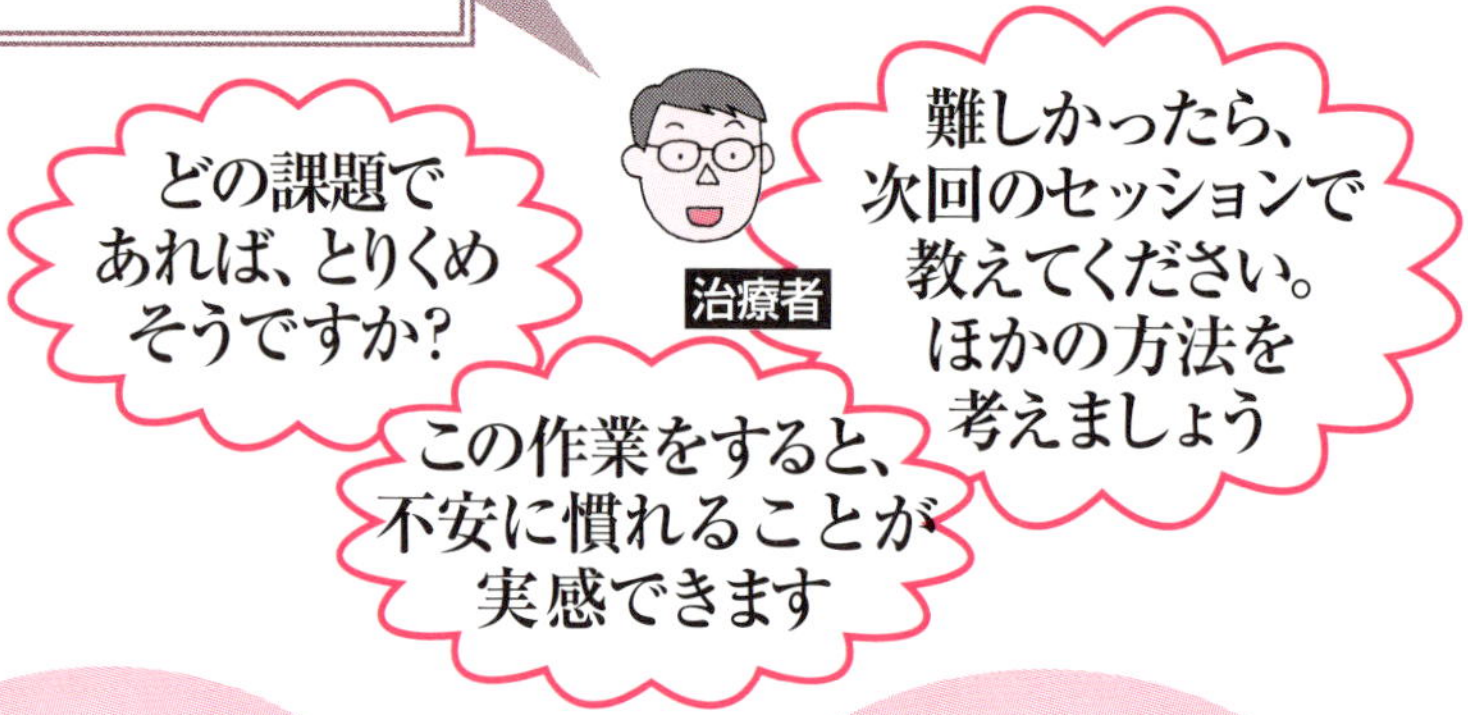

難しかったら、次回のセッションで教えてください。ほかの方法を考えましょう
どの課題であれば、とりくめそうですか？
治療者
この作業をすると、不安に慣れることが実感できます

宿題が出る

考えを少し変える、日記を書く、不安を点数化して毎日記録するなどの作業が宿題に。詳細は患者さんと治療者で相談して決める

宿題にとりくむ

家庭生活や社会生活のなかで、宿題にとりくむ。患者さんの希望が反映された内容なので、基本的に難しい宿題は出ない

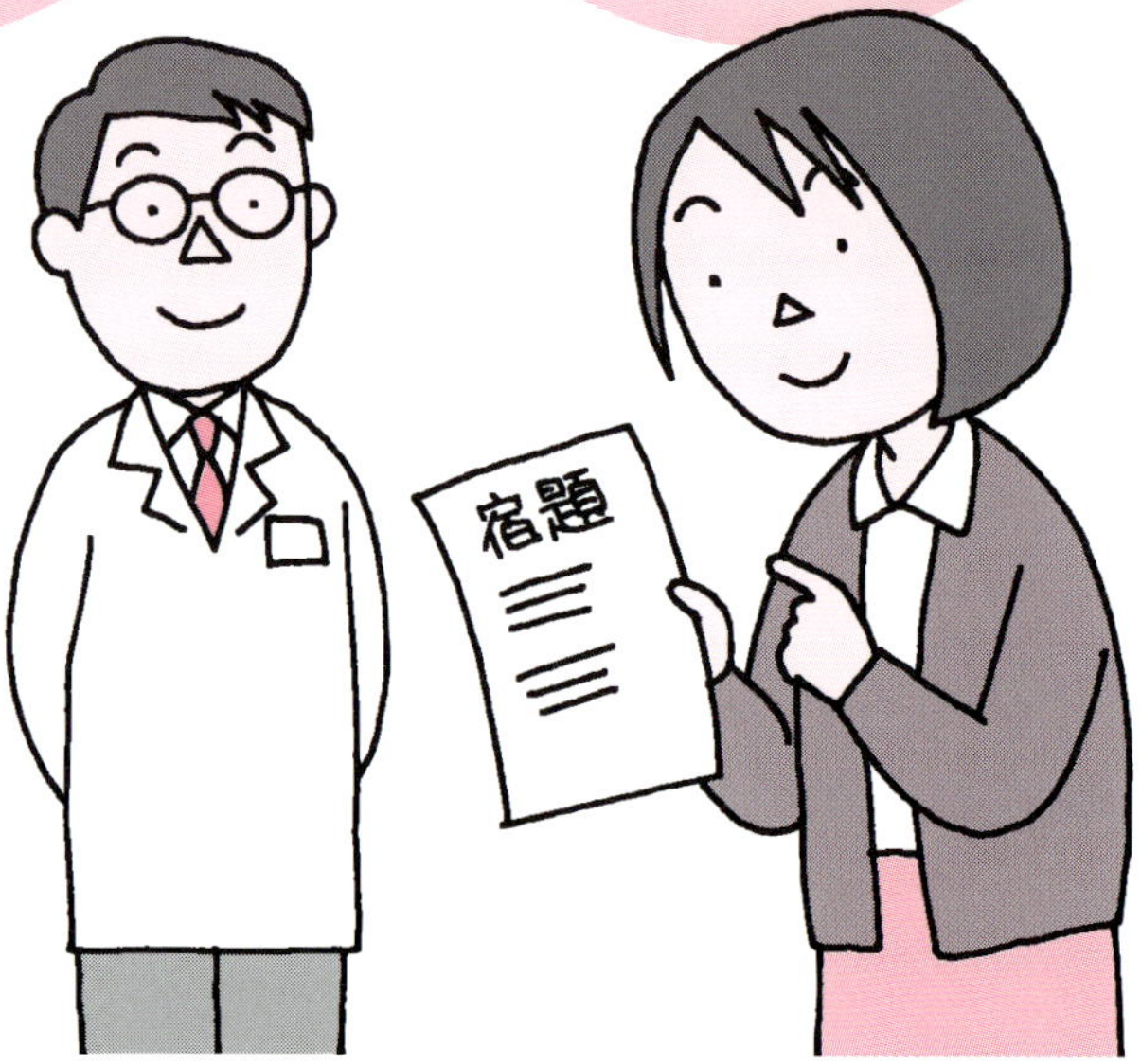

宿題

セッションで使ったシートを治療者から宿題として渡される場合もある。少しがんばればできる内容。忘れてしまってはもったいないので、ぜひとりくもう

次の診療時に報告

セッションとセッションの間は、家庭で宿題にじっくりとりくみます。可能であれば、チャレンジした記録をとりましょう。家でできることがわかれば、はげみになります。

宿題ができなくても、「治療者に悪い」などと落ちこまないで。結果がどうあれ、治療者はあたたかく迎えてくれる

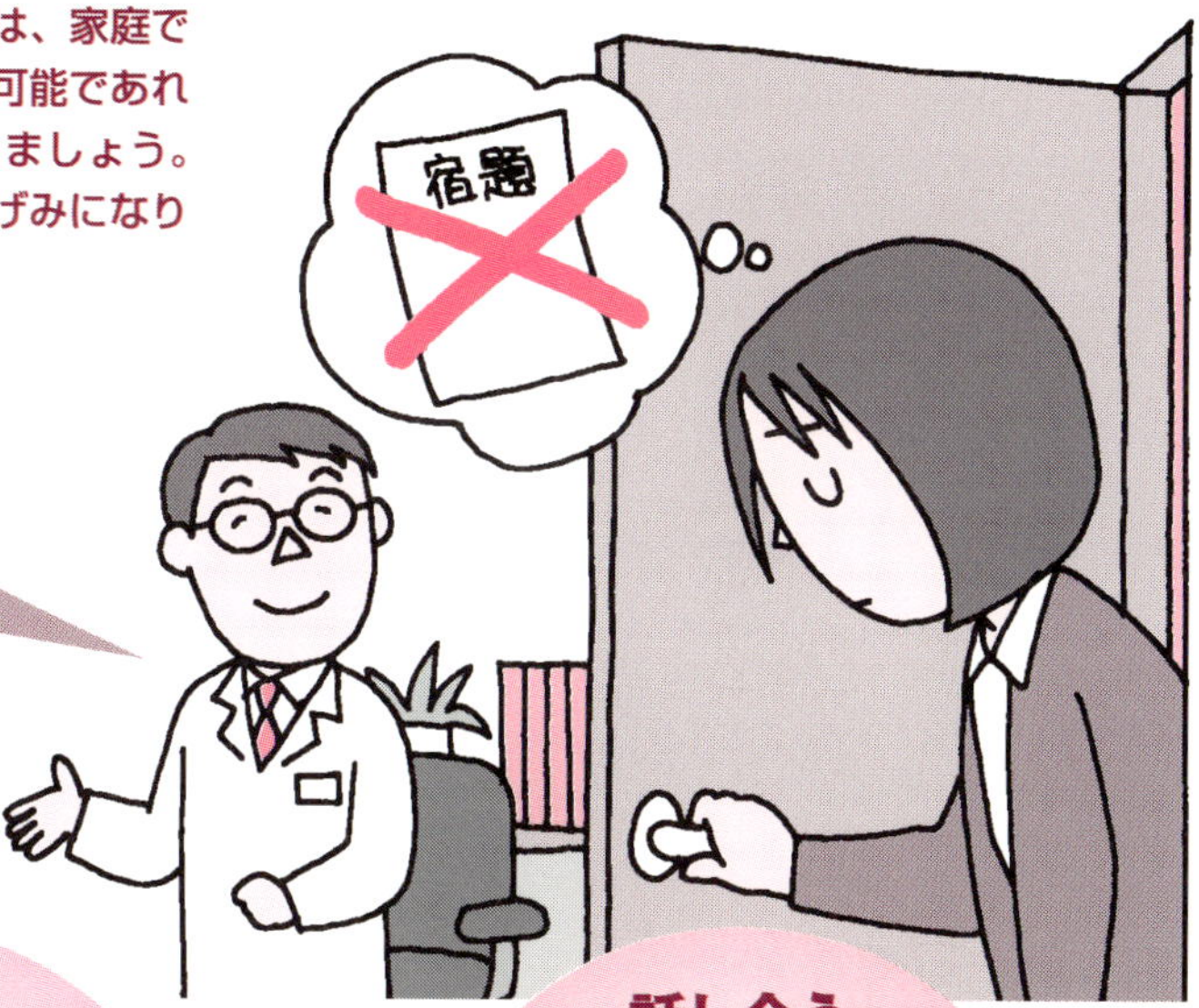
宿題

POINT

宿題ができないのは悪いことではない。設定したハードルが高かったのかも。治療者にも患者さんにも見直す点がある。できなかったことをもとに原因を探っていく

話し合う

次回のセッションの導入部で、患者さんが宿題の感想を話す。治療者はそれを聞き、宿題の有効性を判断する

喜び合う

できたこと、チャレンジしたことを治療者と喜び合う。できなかったことを話したければ、それをその日のテーマにしてもよい

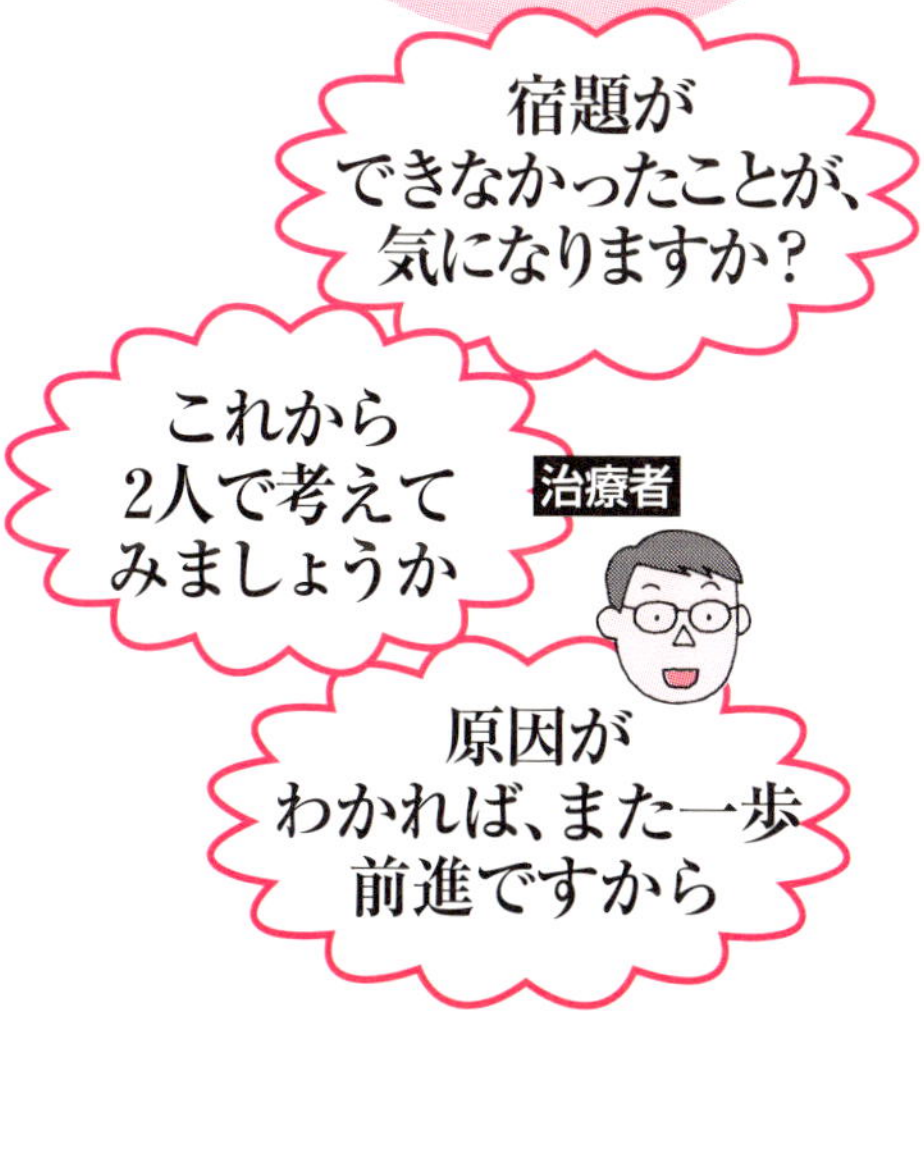
宿題ができなかったことが、気になりますか？
これから2人で考えてみましょうか
治療者
原因がわかれば、また一歩前進ですから

宿題は、治療には欠かせないプロセス

日常生活のなかで宿題にとりくむと、治療の方向性があっているか、対策が本当に効果を発揮するか、明らかになってきます。また、反復練習や経験の蓄積が、自信にもつながります。

患者さんはできる・できないにこだわらず、とにかく毎日チャレンジし、気づいたことは率直に報告しましょう。継続することがなにより大切です。

ひと目でわかる

個人認知行動療法3ヵ月の流れ

治療スタート

治療の流れがかんたんに説明されることが多い。治療者から「なんでも話してくださいね」などと言われ、リラックスできる

感情や認知をつかむ

患者さんの話に、治療者が「そのとき、どんな気持ちでしたか？」「どんな考えが浮かびましたか？」と質問。感情や認知をとらえられるように

別の考え方をする

治療者が「どう考えると、その反対の気持ちになるでしょう」などと話す。そのやりとりによって認知・感情・行動の関係に目が向くようになる

1ヵ月

3ヵ月間の治療の一例。治療者と患者さんとの面接は、この治療期間の前からおこなわれている。患者さんの困っていることがわかり、認知行動療法が必要だと判断されたとき、治療がスタートする

期間も内容も場合による

週に1回程度の治療を、約3ヵ月間かけて積み重ねていきます。期間や内容は、病気ごとにあらかじめ定められていますが、多少の調整はされます。

診断名によって期間も流れも変わる

認知行動慮法のセッション回数は基本的に決まっています。一二回くらいで終わるのが標準で、長くても一六回程度です。軽症で治療がトントンと進めば、六回で治り、終わる場合もあります。

終結までの計画を定めてからスタートしますが、状況に応じて、途中で治療の内容や進め方、期間の長さを調節することもあります。

フォーミュレーション

話を重ねるうちに、
認知・感情・行動のパターンがみえてくる。
治療者から「そのパターンがつかめたのは
素晴らしいことです」などと言われ、
治療経過が実感できる

フォーミュレーションまでにもっと時間がかかる人もいる。家庭教師が教え子にあわせて課題を変えるのと同じように、治療者が患者さんにあわせて、治療の進め方を調節する

悪循環への対策を練る

認知・感情・行動の悪循環を発見！
よい循環に戻す方法を患者さんと
治療者とで考えはじめる

対策を実践する

対策を実践することを、
身につくまでくり返す。
そのうちに、症状が軽くなり、
自信がついてくる

2ヵ月

病気ごとの例

うつ病治療（12回）。
前半で認知を変え、
後半で行動活性化にとりくむ

パニック障害治療（10回）。
前半2週で認知をとらえ、3週目から
エクスポージャーという対策にとりくむ

パーソナリティ障害治療（20回）。
治療関係をつくり、
認知や感情をとらえるのに時間がかかるため、
例外的にセッション回数を増やす

期間はあくまでも目安。生活のなかでテクニックをじっくりと実践するために、セッションの頻度を2週に1回にするなど、流れを見直す場合もある

セッション終結

治療者と2人でおこなってきた作業を、
患者さんひとりでできるようになり、
自信がつけば、セッション終結。
再発予防のために必ず継続する

3ヵ月

終結後も続けることが再発防止に

一定期間、認知行動療法を受けた患者さんは、考え方や行動のパターンが変わります。その結果、症状が改善するとともに、再発もしにくくなります。

症状のぶり返しを防いでいく

認知行動療法の約三ヵ月間のセッションを終えるころには、患者さんの思考パターンは変化しています。

治療によって、うつ病や不安障害の症状も緩和しています。そのあとは、同じ症状がぶり返してくる再発を防ぐことが大切になってきます。

セッション終結後に、以前と同じような症状が起きそうになっても、セッションを通じて身につけた方法で認知をとらえ、改善をはかれれば、再発が防げます。

治療が終わってからも、自分のために認知行動療法を継続しましょう。

治療開始から数ヵ月経過すると、考え方や行動がだいぶ変わってくる

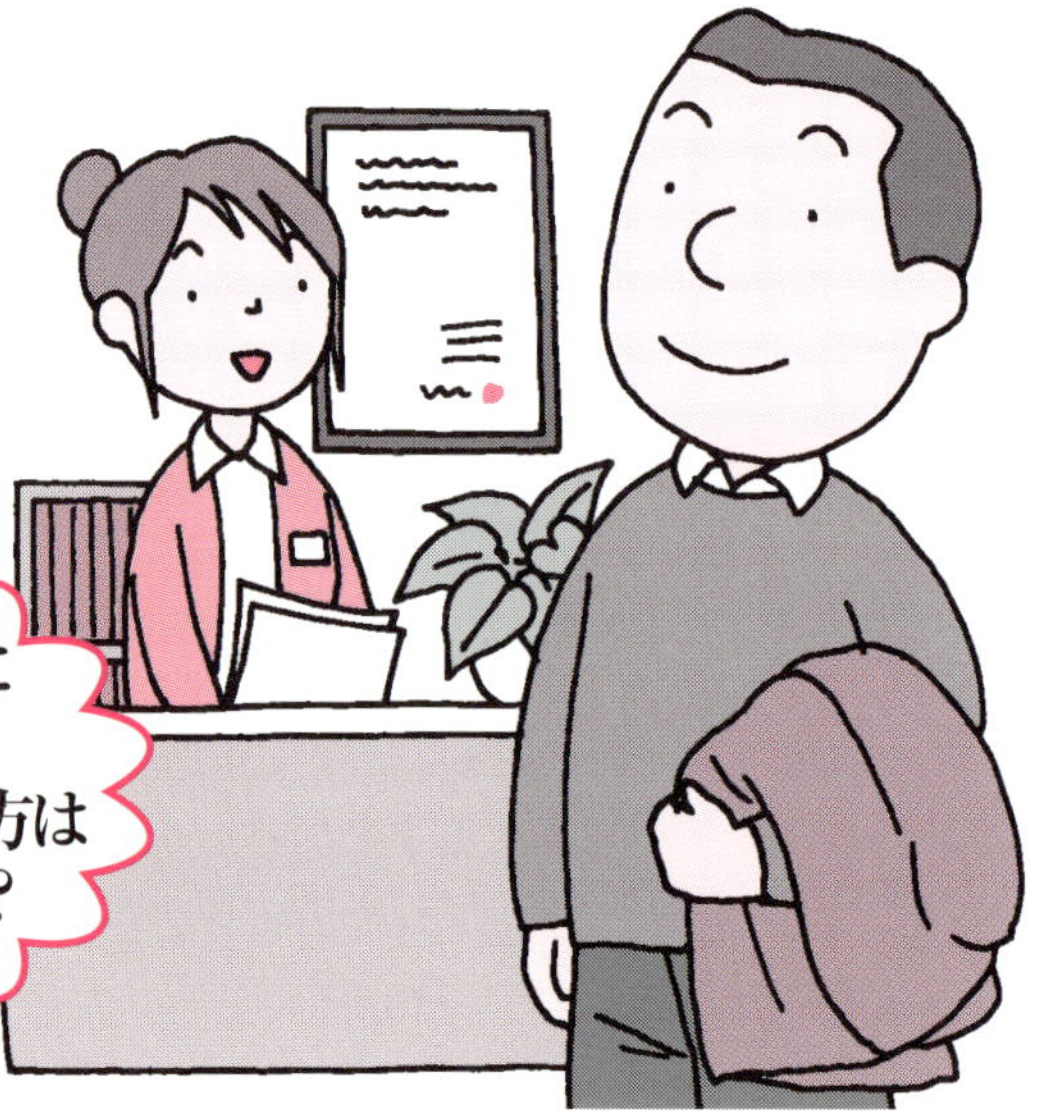

治療スタッフ

すっかり元気になりましたね。どうですか、考え方は広がりましたか?

じょじょに自分の力になる

認知行動療法は、うつ病や不安障害の症状をそのときだけ改善するのではなく、先々の人生をも改善します。治療を通じて、患者さんは考え方のコツを身につけています。

問題がみえる

セッションを数回続けると、悪循環がみえてくる。治療が進んでいる実感がわく

対策がわかる

個人差もあるが、1～2ヵ月程度で対策を実践する段階に。症状が軽快しはじめる

自己回復できる

認知行動療法を理解した患者さんは、症状が再発しても自分で対処できます。認知をとらえる基本スキルが身についているからです。治療者と相談したり、関連資料を活用したりすれば、スキルを応用して柔軟に対応することもできます。

自分で考える

新しい問題が起きても、自分でその状況をとらえ、改善策を考えられるようになる

POINT

録音した音声や日記、本などで確認してもよくならないときは、かかりつけ医に相談する

関連の本を読む

身につけたスキルを維持するために、認知行動療法関連の本を読み、知識を確認する

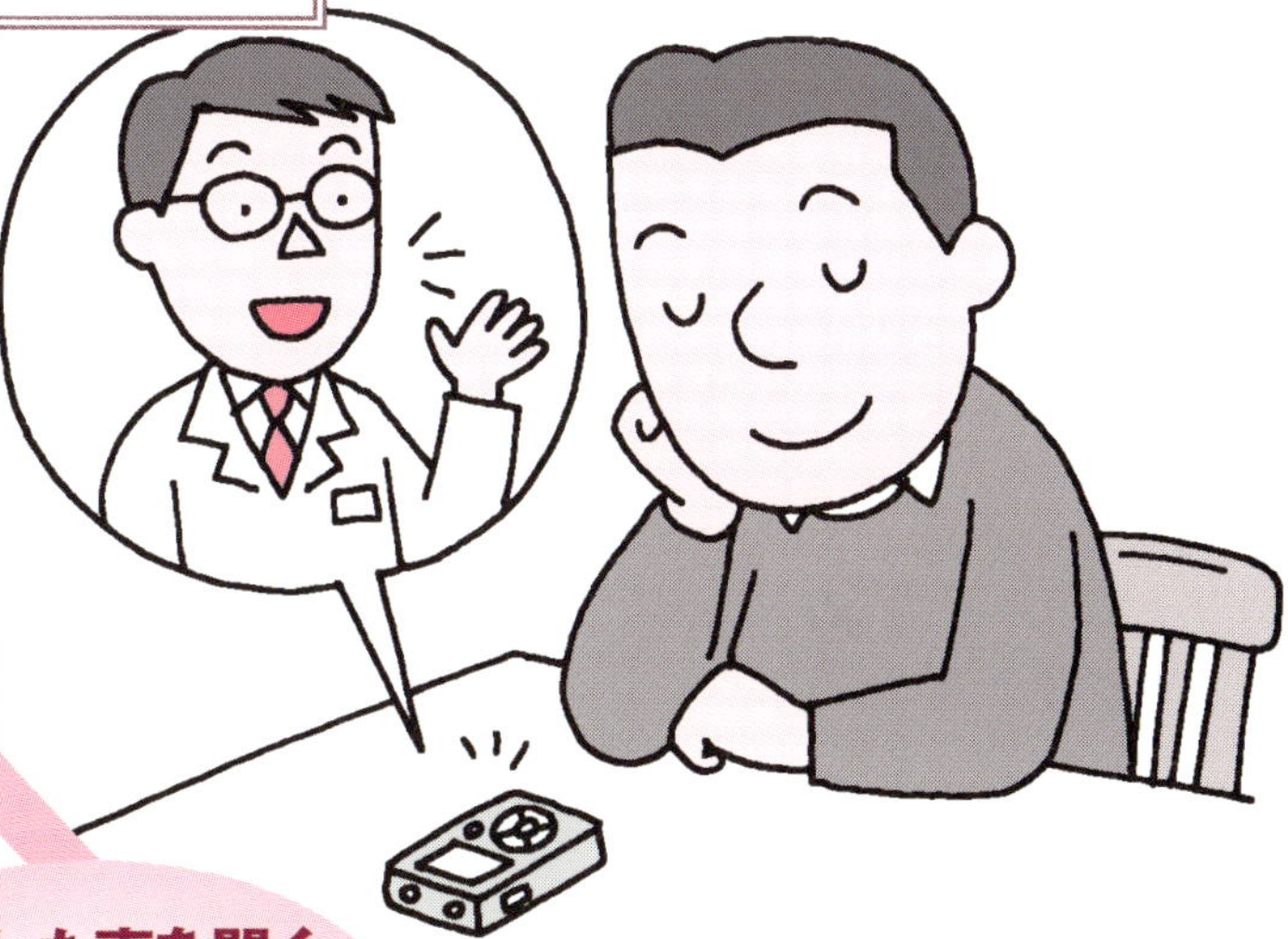

宿題で復習する

宿題の記入式シートや日記などをみて、治療で学んだことをふり返る。理解を深める

録音した声を聞く

治療者によっては、対話を録音させてもらえる場合もある。後日、内容を確認できる

治療者の言葉を録音できた場合は、それを聞きなおすことで、治療過程を生活にいかせる

POINT

1 セルフ・ヘルプCBT

5 個人CBT

28ページの5つの形式のうち、5の個人CBTのセッションが終わっても、1のセルフ・ヘルプCBTを続ける。セルフ・ヘルプによって、強いストレスがあっても病気の再発を防げるようになれば、かなり改善したといえる

かかりつけ医の助言

セッション終結後は近隣のかかりつけ医に適宜、助言をもらえばよい

セッション終結

COLUMN

うつ病や摂食障害に用いられる対人関係療法

患者さんの「重要な人」に注目

患者さんの対人関係の問題に焦点をあてる「対人関係療法」も、認知行動療法と並んで、エビデンスのある精神療法です。国際的に認められています。

うつ病を治療するために開発された技法ですが、摂食障害にも有効だと考えられています。

対人関係療法では、患者さんにとって「重要な人」を特定し、その人との現在の関係性を改善します。重要なポイントにしぼって介入する、期間限定の短期的な治療である点が認知行動療法と似ています。

対人関係療法

対人関係をとくに重視して、その改善をめざす治療法。下の4つのテーマのうち、当てはまるひとつを選択して、現在の症状と対人関係の問題との関連を治療していく

1 診察を通じて患者さんと治療者がよい関係を築く。対人関係についての質問を実施

↓

2 4つの領域のなかから問題をしぼる。症状を改善するために重要となる対人関係の改善をめざす

↓

3 治療の成果を確認して、今後必要なことを考えて終了。全体でだいたい数ヵ月間かける

四つの領域

- ■**悲哀**……重要な人の死を受け止めきれていない
- ■**対人関係の不和**……夫婦間、親子間などの考え方や期待の不一致
- ■**役割の変化**……離婚や転居、昇進など人間関係や環境の変化についていけない
- ■**対人関係の欠如**……上の3つに当てはまらない

4

主なターゲットはうつと不安

認知行動療法は、うつ病と不安障害を中心に、
多くの精神疾患に対して用いられています。
治療の基本的な流れは同じですが、
技法が病気別に異なります。
病気ごとの認知の特徴にあわせて、効果が高くなるよう、
アプローチを変えています。

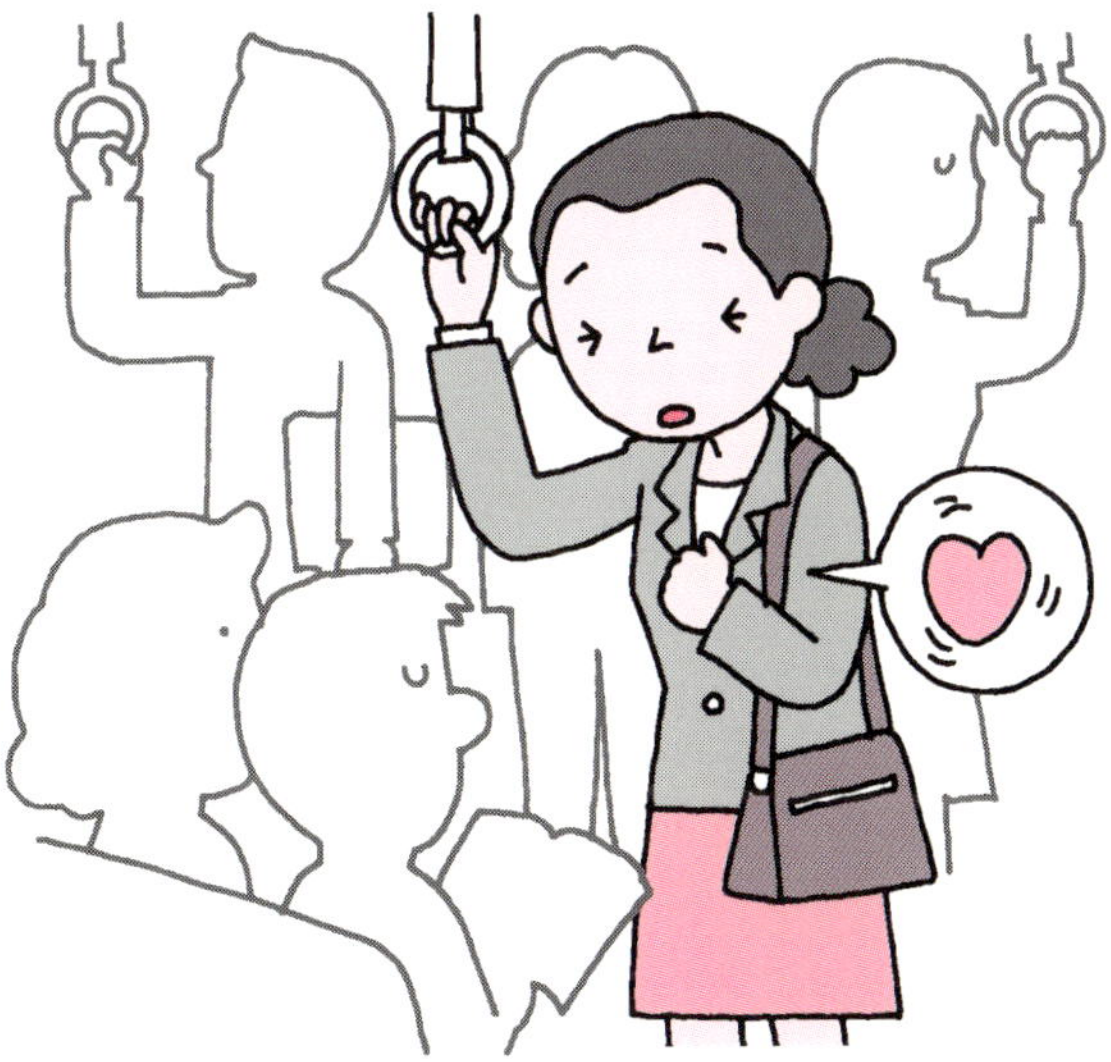

病気別の対応

病態にあわせて、技法が変わる

認知のゆがみをとらえることができたら、それを修正するための技法を選び、実践していきます。技法は病態や症状によって異なります。

大きく3つに分けられる

認知行動療法に用いられる技法は、大きく3種類に分けることができます。メインターゲットとなる、うつ病・不安障害への対応と、そのほかの病気への対応です。

認知行動療法

病態にあった技法を選び、目標と計画を立てて実践していくという点は共通している

うつ病

認知面は否定的になりがち。その修正が中心となる。行動面は消極的な傾向があり、「行動活性化」という手法をとる

不安障害

認知面は、身体感覚や自意識などへの誤解に焦点をしぼって対応。行動面はエクスポージャー（74ページ参照）という手法で、不安に慣れる練習をする

そのほか

摂食障害や不眠症、依存症、統合失調症などは、個々の状況にあわせて技法を選ぶ。パーソナリティ障害は時間をかけて治療していく

病気別の技法が開発されている

認知のゆがみに介入して、認知を修正するための方法を「介入技法」といいます。技法にはさまざまな種類があり、病気ごとに最適な技法が確立されています。

研究者が、それぞれの病気に適した技法を開発してきた結果です。いまもなお、効果をより高めるための研究が進んでいます。

治療の現場では、これまでに実証された標準的な型が使われ、「この病気にはこの技法」という具合に治療がおこなわれています。

治療者は型をもとに、患者さんに技法を提案します。患者さんは自分にできそうなところからチャレンジしましょう。

細部は患者さんによって違う

認知の修正に用いる技法の種類や内容など、細部は患者さん一人ひとりの病気や症状にあわせてアレンジします。

オーダーメイドのスーツのようにぴったりの技法が選択される

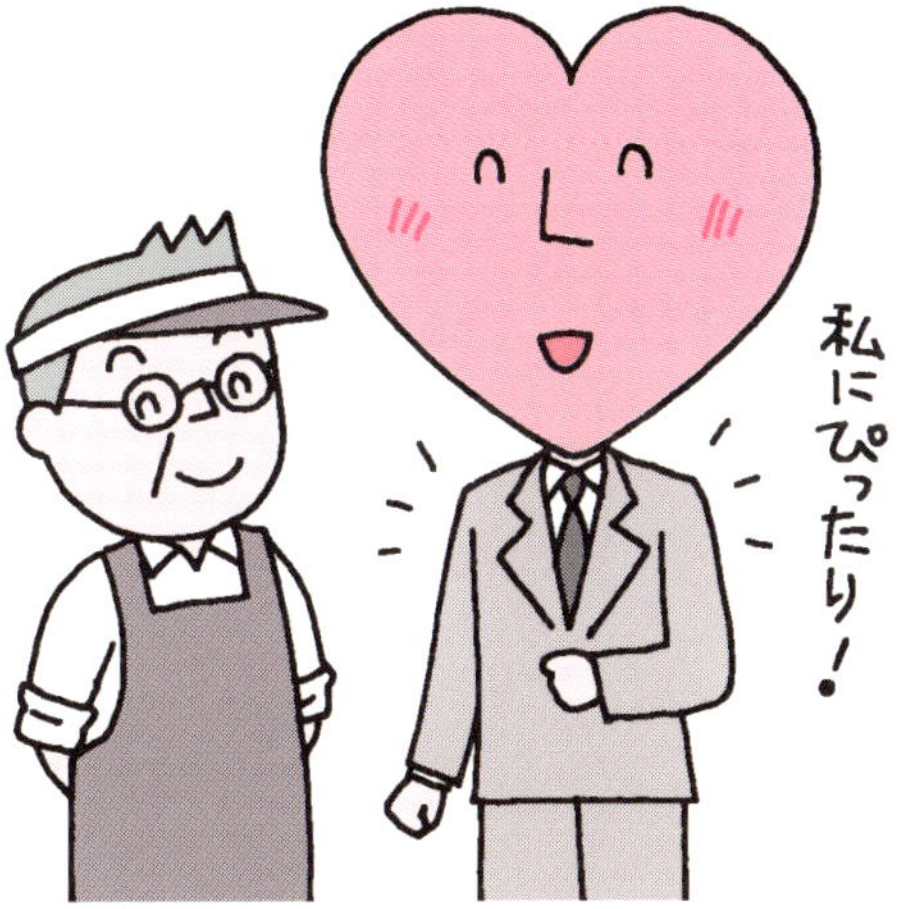

治療者は対話を通じて、患者さんの心をすみずみまで把握する

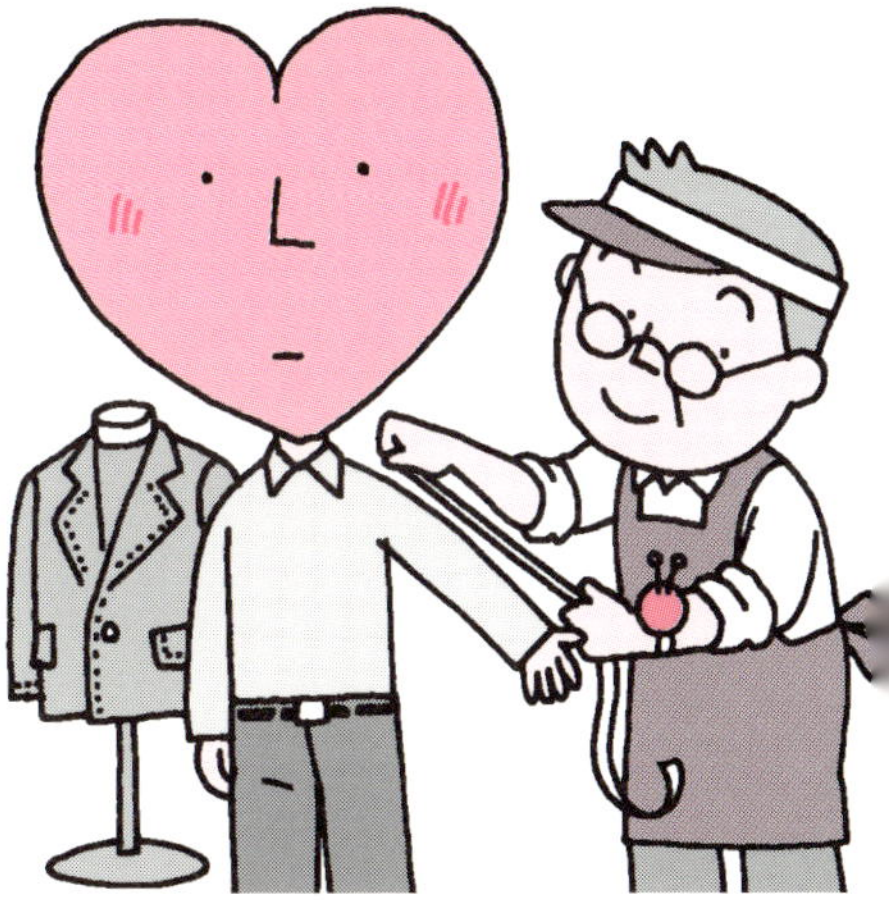

病気
治療に入る前に、病名は診断されている。治療を通じて状態を確認していく

合併した病気
セッションを進めるなかで、複数の病気の特徴が現れた場合、合併の可能性を考える

個別の問題
病名で定義されている症状のほかにも、患者さん固有の問題がある場合も。そこまで把握する

病気別の対応
病気ごとに適した技法が開発されている。治療者がそれをアドバイスしてくれる

対応の組み合わせ
複数の技法を組み合わせる場合も。実践して効果のある組み合わせを検証する

対応のアレンジ
個別の問題や、患者さんの希望にあわせて、細部をアレンジ

POINT

病名にとらわれず、抱えている問題全体をみる。そのうえで、介入技法を考えていく

うつ病

三つの否定や完璧主義などに対処する

うつ病への介入は、認知の修正が有名ですが、行動を刺激する形もおこなわれます。かたまっている考え方や行動範囲を、治療でじょじょに広げていくイメージです。

うつ病独特の認知を知る

抑うつ気分は、否定的・悲観的な認知から生じています。なにも信じられないから、気分がふさぎ、行動することができなくなるのです。そのメカニズムを知りましょう。

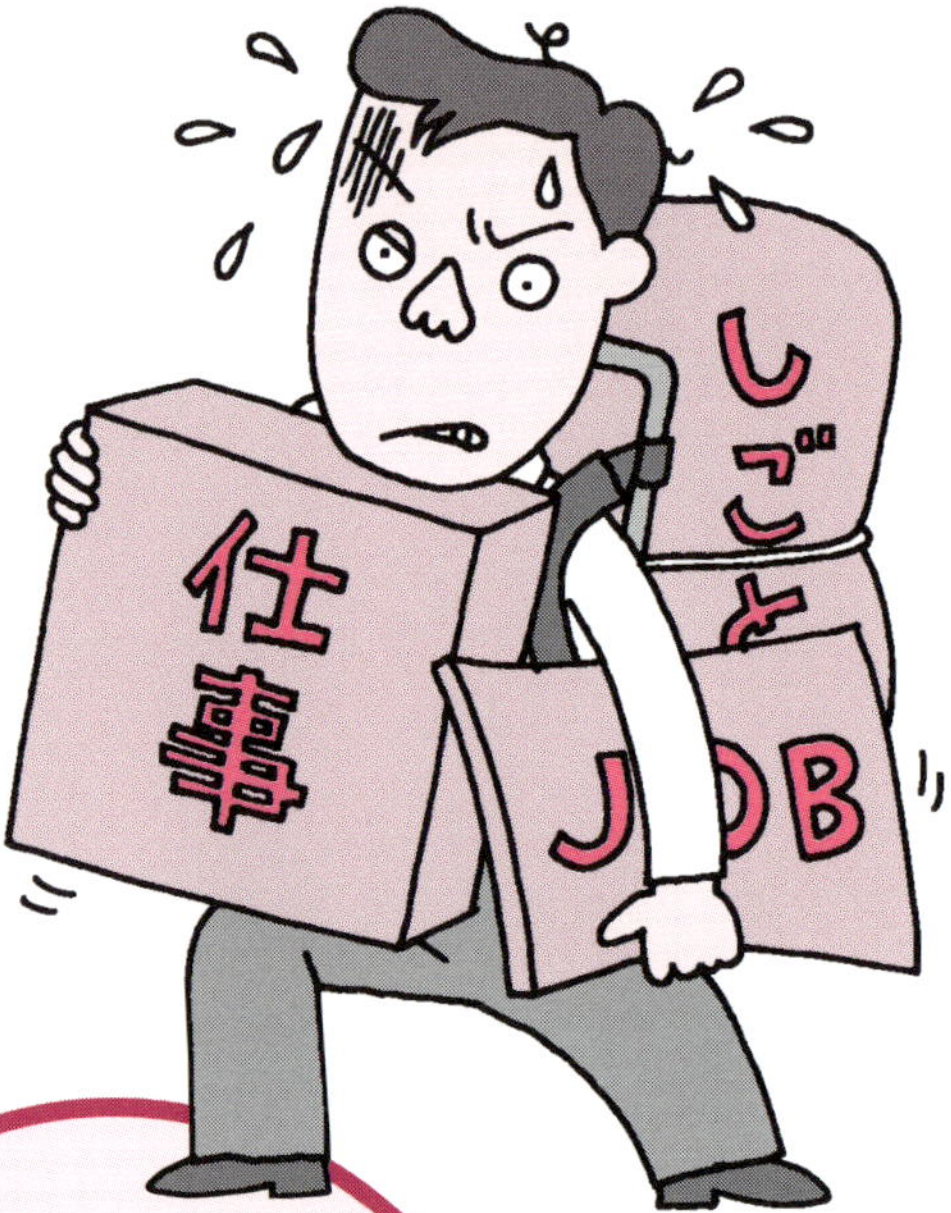

仕事
しごと
JOB

完璧を求めて必要以上にがんばっている。そして少しでも失敗すると「自分はダメな人間だ」と悲観的になる

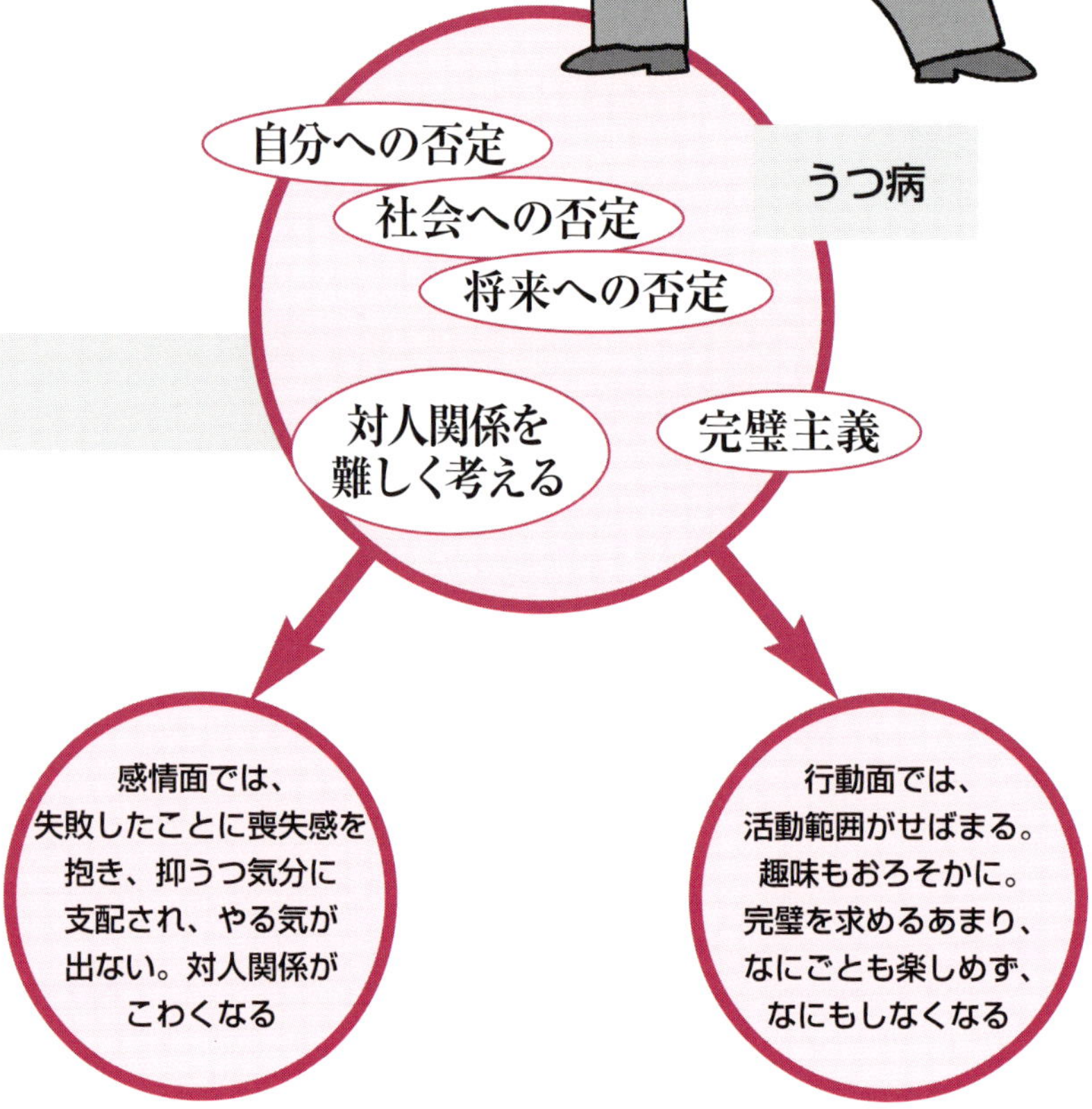

うつ病
自分への否定
社会への否定
将来への否定
対人関係を難しく考える
完璧主義
感情面では、失敗したことに喪失感を抱き、抑うつ気分に支配され、やる気が出ない。対人関係がこわくなる
行動面では、活動範囲がせばまる。趣味もおろそかに。完璧を求めるあまり、なにごとも楽しめず、なにもしなくなる

三つの否定がうつ病の特徴

ストレスが積み重なり、抑うつ的になるのは、ある意味では仕方のないことです。誰でも嫌なことが続けば、気がふさぎます。そして、なにごとも否定的に考えるようになってしまうのです。

自分も他人も、そして将来も信じられないというのがうつ病の特徴ですが、それは誰にでも起きうることです。

否定的な自動思考に対応する

認知行動療法では、うつ病の要因となっている否定的な認知に対して反論や問答をおこない、改善していきます。

「本当にダメなのか?」と問いなおすことで、ほかの考え方に目が向くようになります。心に根づいた信念は、疑いをもたないと変わりません。考えの幅を「ダメ」から「そうダメでもない」へと広げましょう。

うつ病の認知行動療法

認知　自動思考に反論

否定的な考え方に対して「根拠はなにか」「本当によくない結果になるのか」「ほかの考え方はないのか」と反論する。考えが広がり、認知のゆがみに気づく

＋

行動　行動活性化

心から楽しみたいことに、義務感をもたずにとりくむ。散歩や日記など。じょじょにものごとを楽しめるようになる。治療初期から試行的に導入できる技法。スケジュール表を用いるのもよい

うつ病の認知行動療法は、アメリカの心理学者アーロン・ベックの認知療法をもとに発展してきました。よりくわしく知りたい方は、ベックの著書などをご覧ください

心も体も元気にする

認知行動療法を受けると、思考や行動のパターンが少し変わります。その少しの変化が大切です。考え方や行動範囲が広がると、それをきっかけに、心と体が少しずつ元気になります。

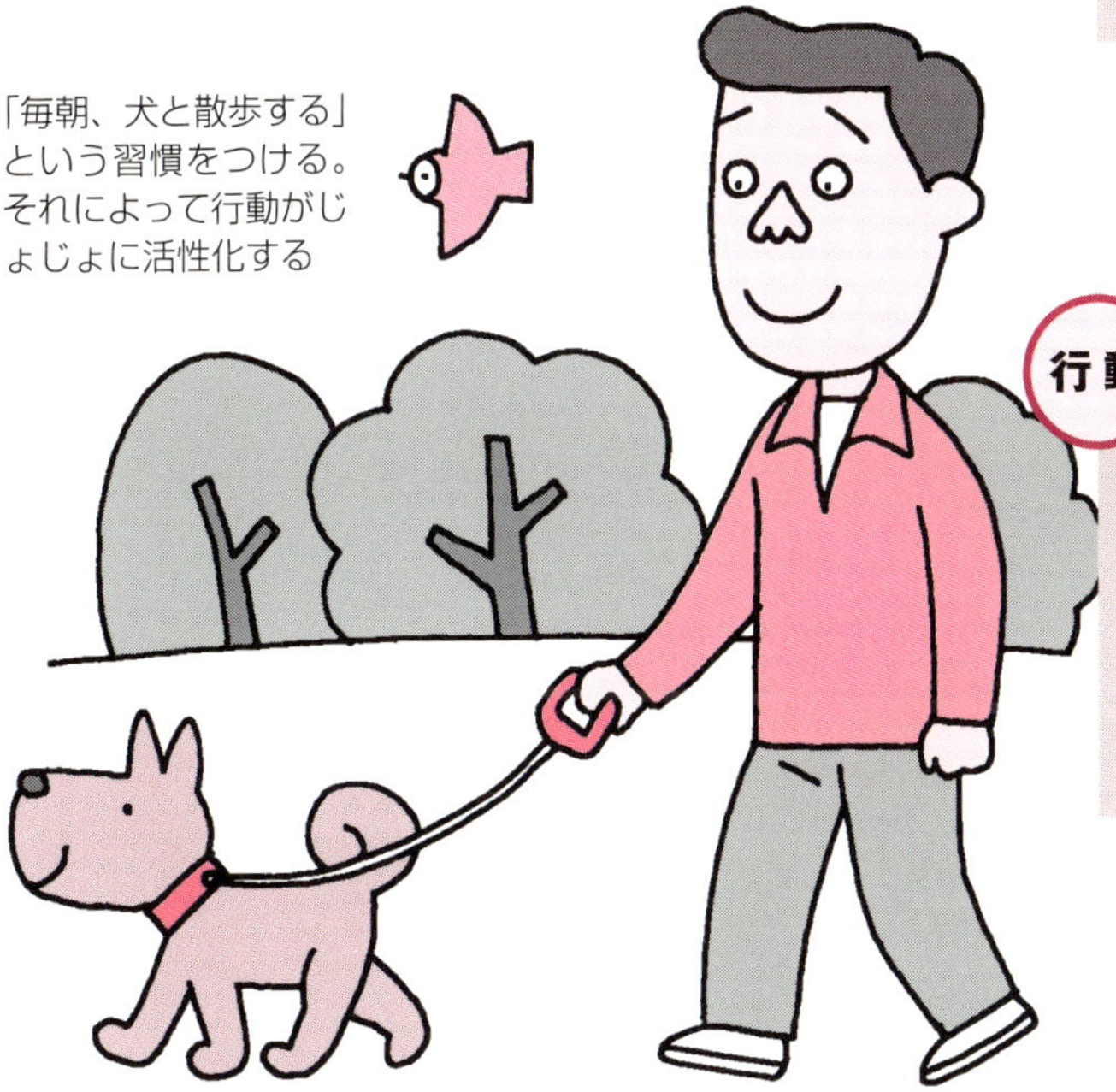

「毎朝、犬と散歩する」という習慣をつける。それによって行動がじょじょに活性化する

うつ病についてくわしく知りたい方は、健康ライブラリー・イラスト版『新版 入門 うつ病のことがよくわかる本』(野村総一郎監修)をご覧ください

全般性不安障害

くよくよと心配しつづけるのをやめる

うつや不安を抱えている人は、悩んでいること自体をさらに悩むという二重構造に陥っている場合があります。くよくよと悩むのをやめるために、注意を頭の外の刺激に向けましょう。

どちらにも「メタ認知」がある

うつ病の人や全般性不安障害の人は、通常の認知の上のレベルの認知、「メタ認知」のやりすぎが問題だとされています。

くよくよする

仕事でも人間関係でも、失敗にばかり目が向いて、いつもくよくよしている

くよくよすることを、くよくよする

愚痴を言ってばかりでなにもしない自分が嫌。そんな自分にくよくよする

うつ病

POINT

悩んでいる自分と、その自分を外からながめて悩んでいる、もうひとりの自分がいる。もうひとりの自分のほうが、メタ認知

通常の認知の背後に、もうひとつの認知がひそんでいる！

全般性不安障害

心配することを、心配する

わけもなく心配しているようではダメだと思って、そんな自分を心配する

心配する

漠然とした不安を感じる。よくわからないが心配で、仕事や趣味が手につかない

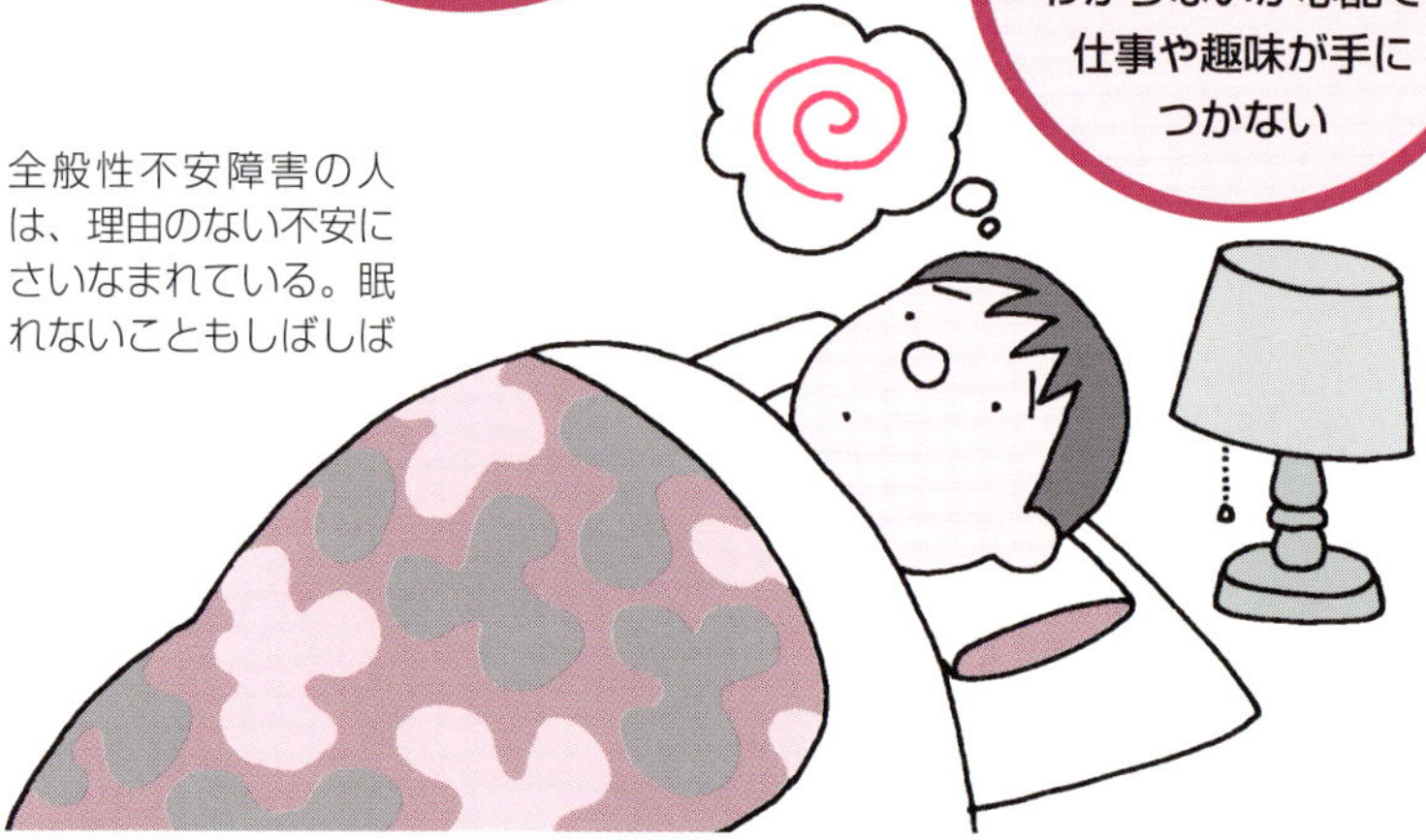

全般性不安障害の人は、理由のない不安にさいなまれている。眠れないこともしばしば

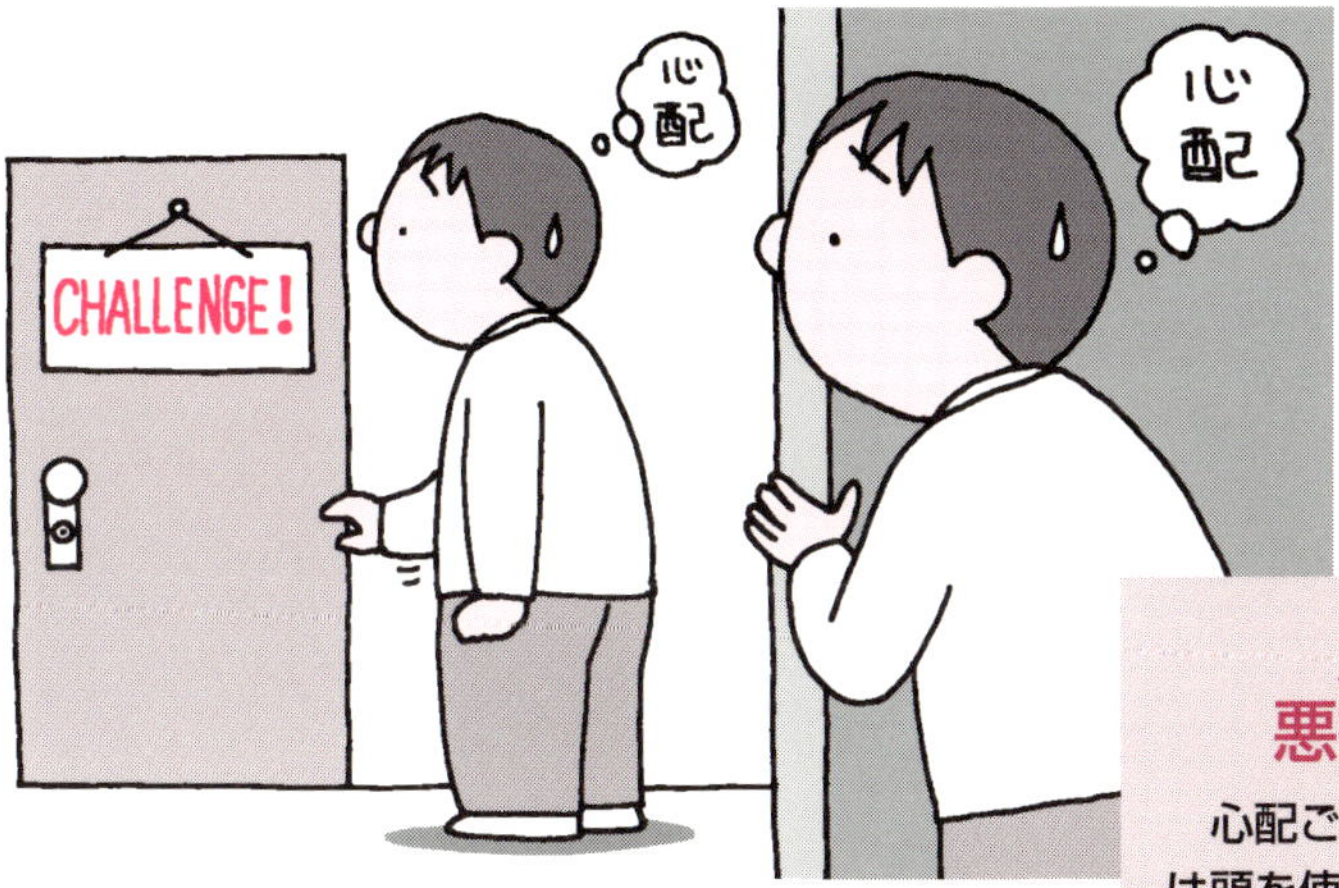

なにかにチャレンジするとき、心配になるのは当然。それをさらに心配するのが問題

「メタ認知」をとらえる

認知の二重構造に気づくと、メタ認知がみえてきます。メタ認知は「悩みは悩むことで完璧にコントロールできる」というゆがんだ考え方でできています。

認知

メタ認知の悪循環に気づく

心配ごとを心配しつづける状態は頭を使いすぎていて、悪循環につながっていることを理解する

利点と欠点をあげる

憂うつや心配の利点と欠点を考える。反省や準備に役立つという利点より、時間の無駄、解決策が出てこない、不安が強まるなどの欠点が多いことがわかり、認知が変わりはじめる

＋

うつ病、全般性不安障害の認知行動療法

行動

頭を使うのをやめる

注意を頭の外に向けるために、軽い体操や呼吸法をして体の感覚に集中する。映像や音楽などを楽しむのもよい方法

イギリスの認知療法家エイドリアン・ウェルズが、うつと不安を統一的に扱う治療にとりくんでいます

心配は放っておくのが正解

心配になることがない人などいません。心配はなくそうとせず、放っておきましょう。そうすれば、平常心ですごせます。

うつ病の人や全般性不安障害の人は、それに気づかず、自分のなかにある抑うつや不安な考えを消し去ろうとして、同じことをくよくよと繰り返し考えたり、心配したりして、逆に抑うつや不安を大きくしてしまっています。

自然に浮かんでくる考えを頭でコントロールするのは不可能だと理解しましょう。心配ごとが浮かんだときには、頭を使うのをやめるのが正解です。

不安障害（パニック障害）

身体感覚への誤解をとく

パニック障害は、息切れやめまいなどのパニック発作が、何度もくり返し起きるという病気です。患者さんは自身の体の感覚に対して、こわいものだと強い誤解を抱いています。

体の変化を過大評価している

パニック障害の患者さんには、自分の体の変化を過大評価する傾向があります。軽い息切れを、呼吸不全のような一大事だと感じて、パニックになってしまうのです。

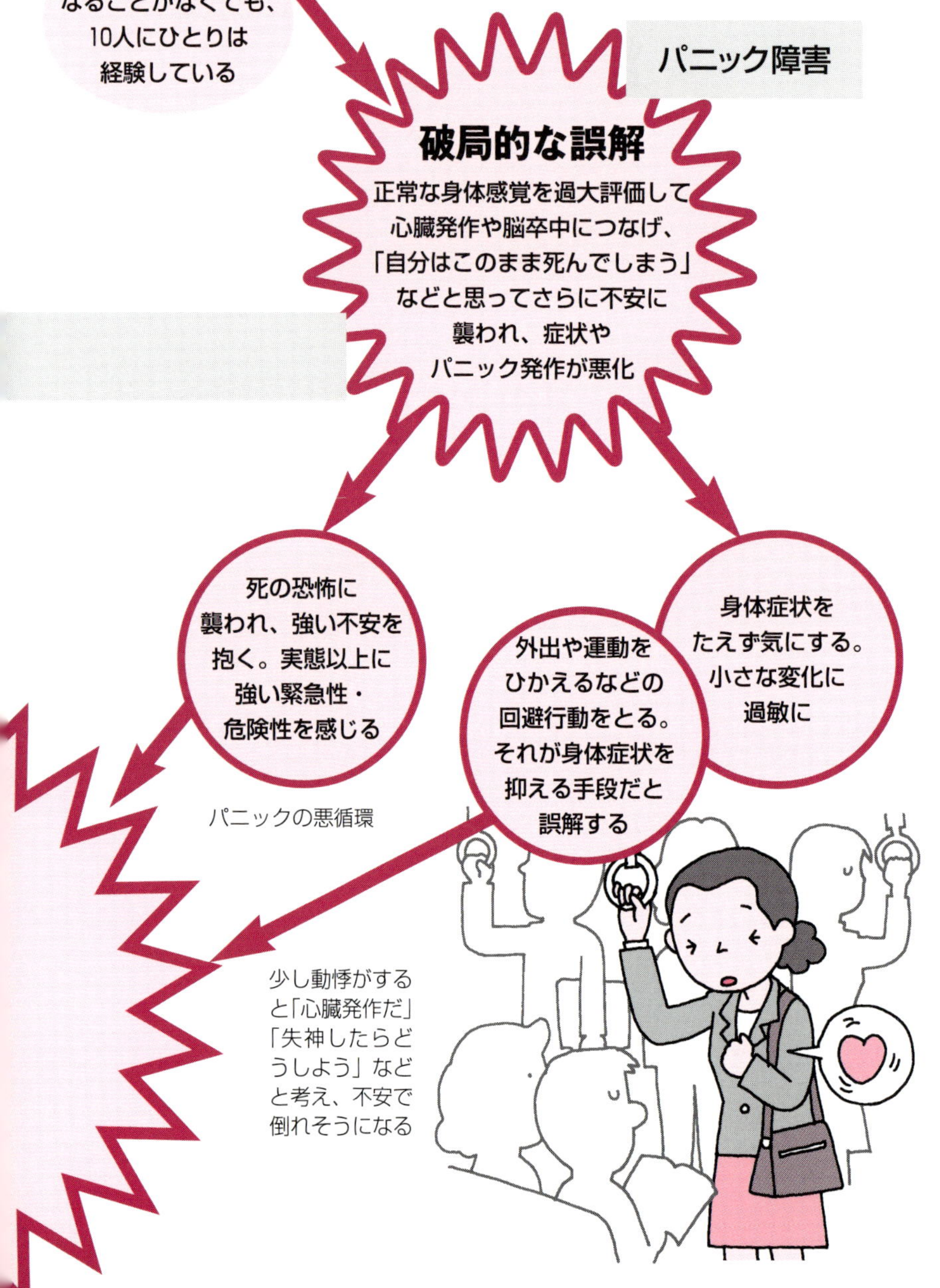

軽度の息切れやめまい、動悸。不安になれば誰でも感じる、正常な反応
また、不安になることがなくても、10人にひとりは経験している
パニック障害
破局的な誤解
正常な身体感覚を過大評価して心臓発作や脳卒中につなげ、「自分はこのまま死んでしまう」などと思ってさらに不安に襲われ、症状やパニック発作が悪化
死の恐怖に襲われ、強い不安を抱く。実態以上に強い緊急性・危険性を感じる
外出や運動をひかえるなどの回避行動をとる。それが身体症状を抑える手段だと誤解する
身体症状をたえず気にする。小さな変化に過敏に
パニックの悪循環
少し動悸がすると「心臓発作だ」「失神したらどうしよう」などと考え、不安で倒れそうになる

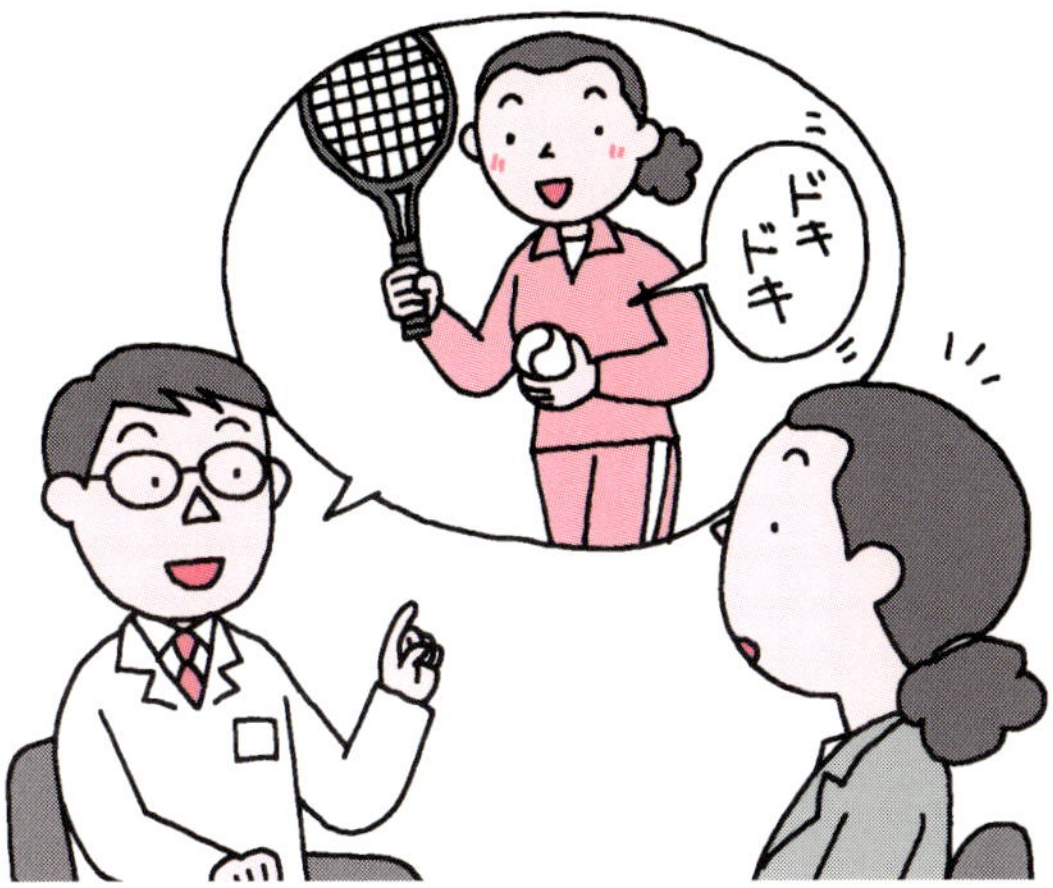

治療者から「胸のドキドキは楽しくスポーツをしているときにも起きるものですよ」と言われ、誤解に気づく

誤解のもとを特定する

治療のポイントは、身体症状への破局的な誤解をとくことです。症状を特定して、客観的に分析してみましょう。その症状には危険性はないことがわかり、不安がやわらぎます。

パニック障害の認知行動療法

認知

引き金を特定

誤解のもとになっている、身体症状を特定する。発作の原因がみえてくる

↓

客観的にみる

特定できた身体症状を、客観的に分析。正常な不安反応であり、命に別条のないことだとわかる

＋

行動

回避をやめる

認知のゆがみによって生じた回避行動をやめる。運動などに危険がないことを実感する

エクスポージャー

外出などを、段階を追って練習する。発作が起きやすい状況に少しずつ慣れていく

身体感覚の破局的な誤解に注目したのは、イギリスの療法家デビッド・クラークです。パニック障害治療についての著書があります

体の小さな変化を大きく解釈する

胸がドキドキしたり、めまいを起こしたときに、「大丈夫かな」と不安になるのは正常な反応です。

しかし、なかにはその反応を生死に関わる重大な病気だと拡大解釈して、身の危険を感じ、心配でたまらなくなる人もいます。

そのような考え方に支配された状態が、パニック障害です。

誰にでもあることだと認識しなおす

パニック障害の背景に身体感覚への誤解があると考えると、その誤解を特定し、修正することが治療につながるとわかってきます。

そこで認知行動療法では、認知をとらえて誤解を明らかにし、そこに介入することを、治療技法として確立しています。

治療を通じて、息切れやめまいなどは誰にでもあることだと認識しなおすと、パニック発作に襲われることが減っていきます。

パニック障害についてくわしく知りたい方は、健康ライブラリー・イラスト版『パニック症と過呼吸』（稲田泰之監修）をご覧ください

手法

不安に立ち向かう「エクスポージャー」

パニック障害や社交不安障害、強迫性障害は、いずれも不安障害の一種です。それらの障害には共通の治療法があります。不安に慣れる練習をするのです。

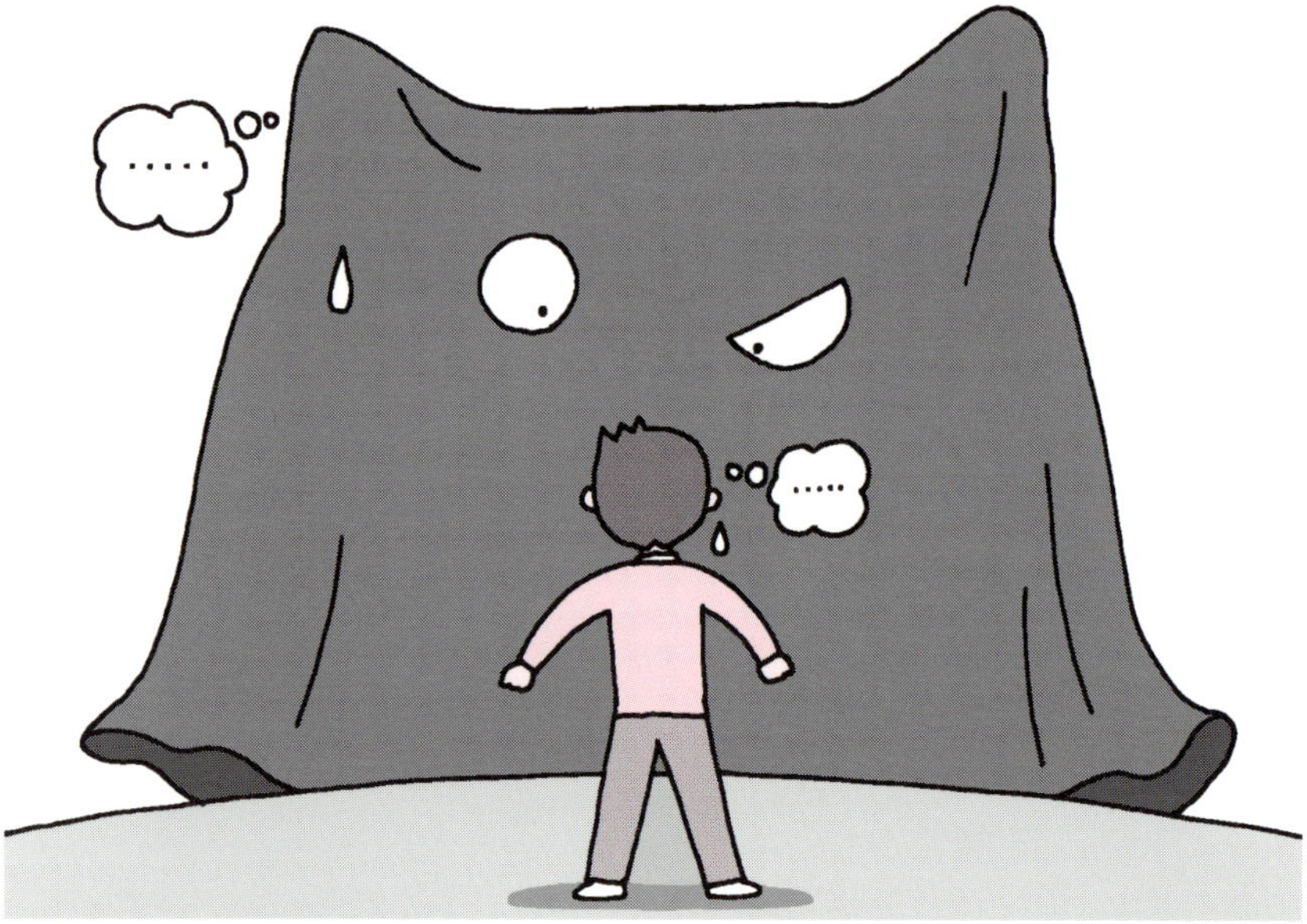
……
……

強い不安は、正体不明の巨悪のようなもの。対処のしようがないようにみえるが、少しずつ慣れていけば、じつは克服できる

エクスポージャー

exposureとは、曝露すること。あえてつらい刺激に身をさらすことで、その対象に慣れていく治療法。曝露法ともいう

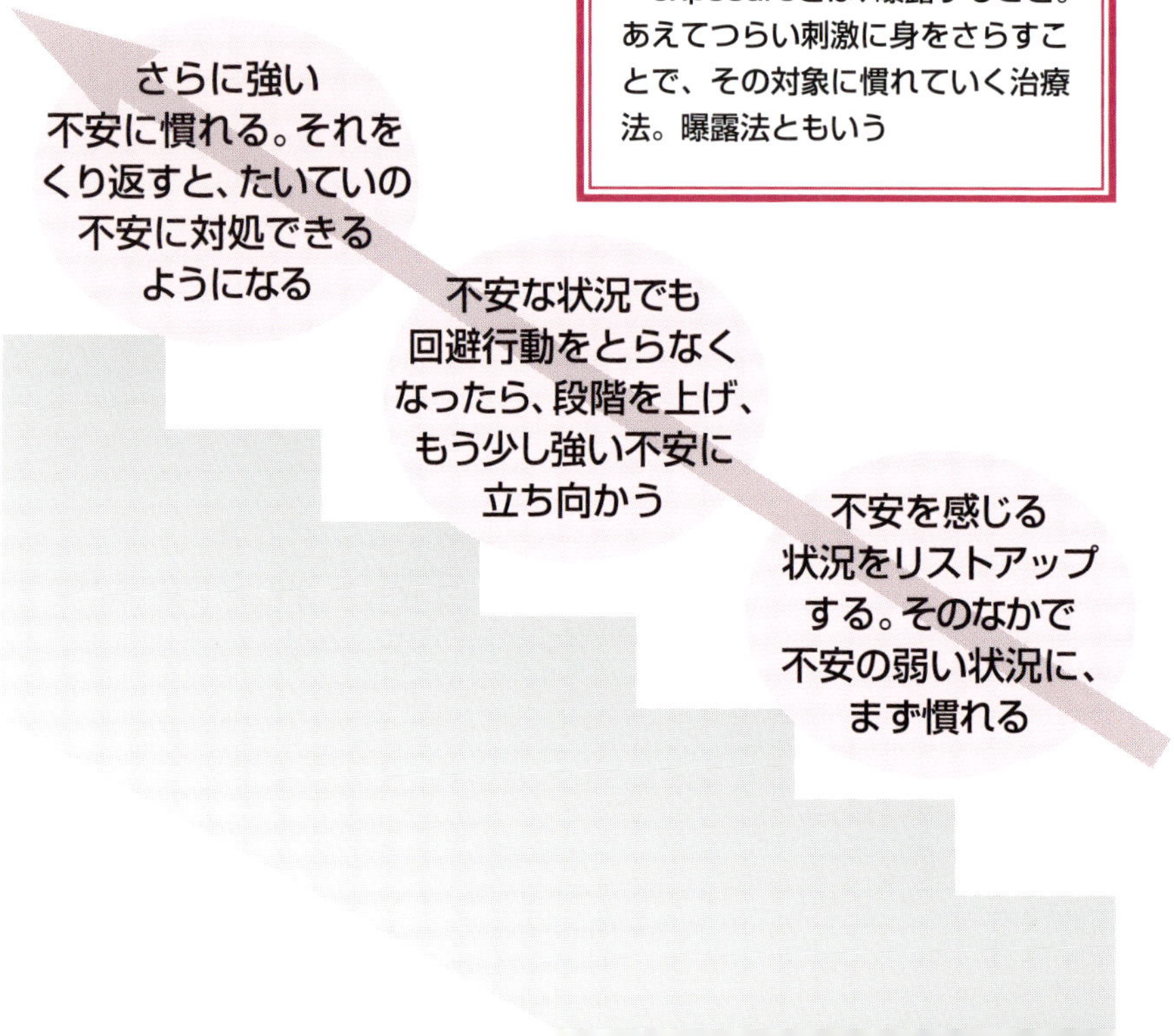
不安を感じる状況をリストアップする。そのなかで不安の弱い状況に、まず慣れる
不安な状況でも回避行動をとらなくなったら、段階を上げ、もう少し強い不安に立ち向かう
さらに強い不安に慣れる。それをくり返すと、たいていの不安に対処できるようになる

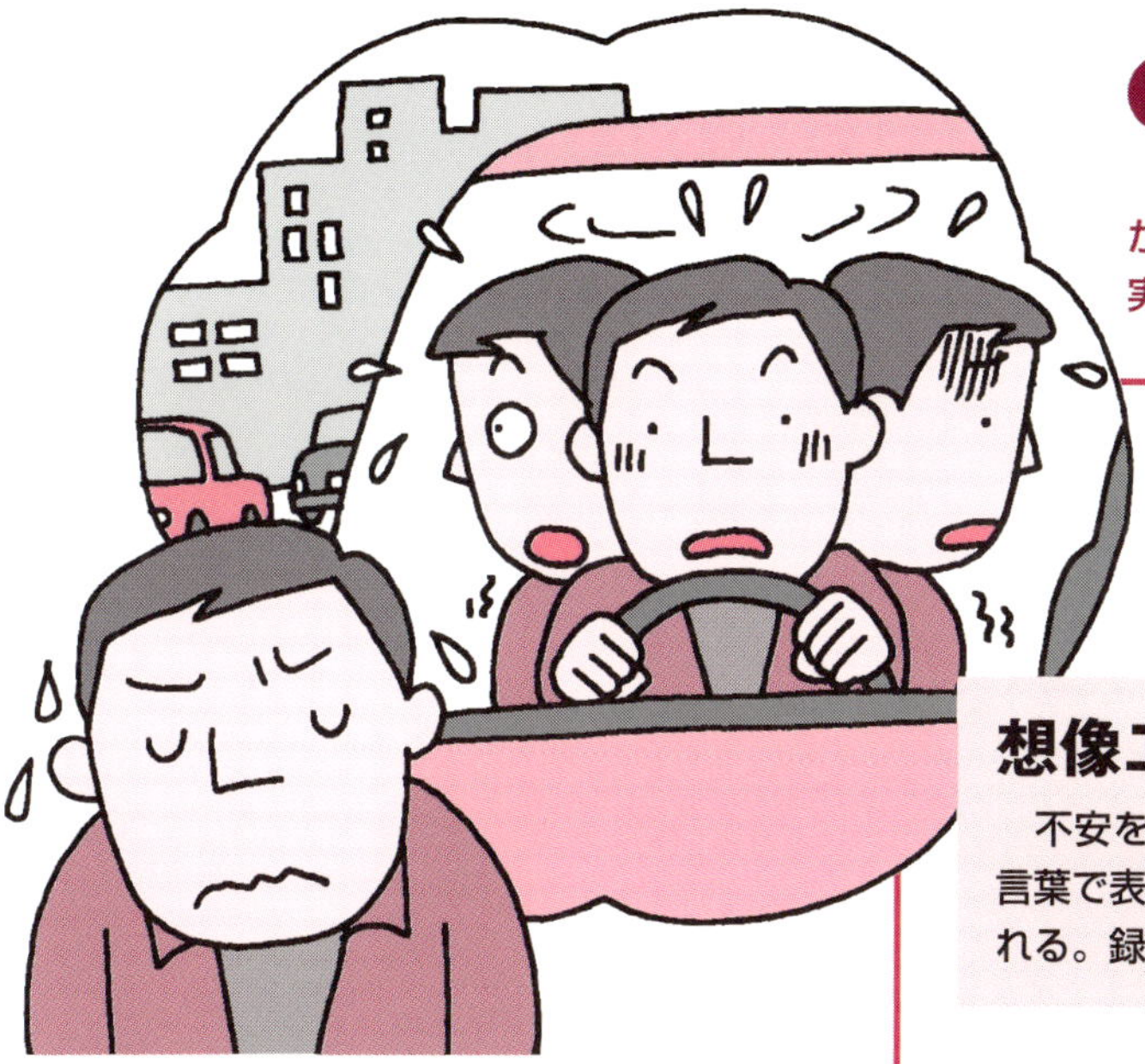

車の運転を想像する。実際に運転するときの詳細なシミュレーションで曝露する

2種類の方法がある

不安に立ち向かう方法は、大きく2つに分かれます。不安な場面を思い浮かべる方法と、実際にその場面に行く方法です。

エクスポージャー

想像エクスポージャー

不安を感じる場面を思い描いて、言葉で表現する。そのイメージに慣れる。録音して繰り返し聞く

現実エクスポージャー

人前に出たり、電車に乗ったりするなどして、不安な場面に物理的に身をさらす。その場の不安に慣れる

アレンジ

身体感覚エクスポージャー

運動によって意図的に動悸や息切れ、めまいを起こし、その感覚に慣れる。パニック障害の治療に用いる

曝露反応妨害法

エクスポージャーを実施するのと同時に、不安の回避行動（反応）をとれないように妨害法をおこなう。強迫性障害の治療に用いる

持続エクスポージャー

長時間にわたってトラウマ記憶にエクスポージャーをおこなう。PTSDの治療に用いる

認知行動療法全般に用いられる技法

エクスポージャーは、主に不安障害の治療に使われる技法ですが、うつ病やそのほかの疾患の治療にも使われています。

行動療法の中心的な手法のひとつといってよいでしょう。不安や恐怖を感じる対象がわかっているときに有効な治療法です。

対象にあえて立ち向かうと、不安や恐怖は一時的に強くなりますが、なにもしないでいれば慣れていきます。それを体験します。

不安障害（社交不安障害）

自意識をとらえなおす

他人との交流に強い恐怖を抱き、社会生活に支障をきたすことを社交不安障害といいます。自分が人からどうみられているかというイメージに振り回されている状態です。

注意が自分に集中する

社交不安障害の患者さんは、自分が周囲からどうみられているか、ということに注意を集中しています。否定的に評価されることは「社会的な死」につながるという恐怖が根底にあります。

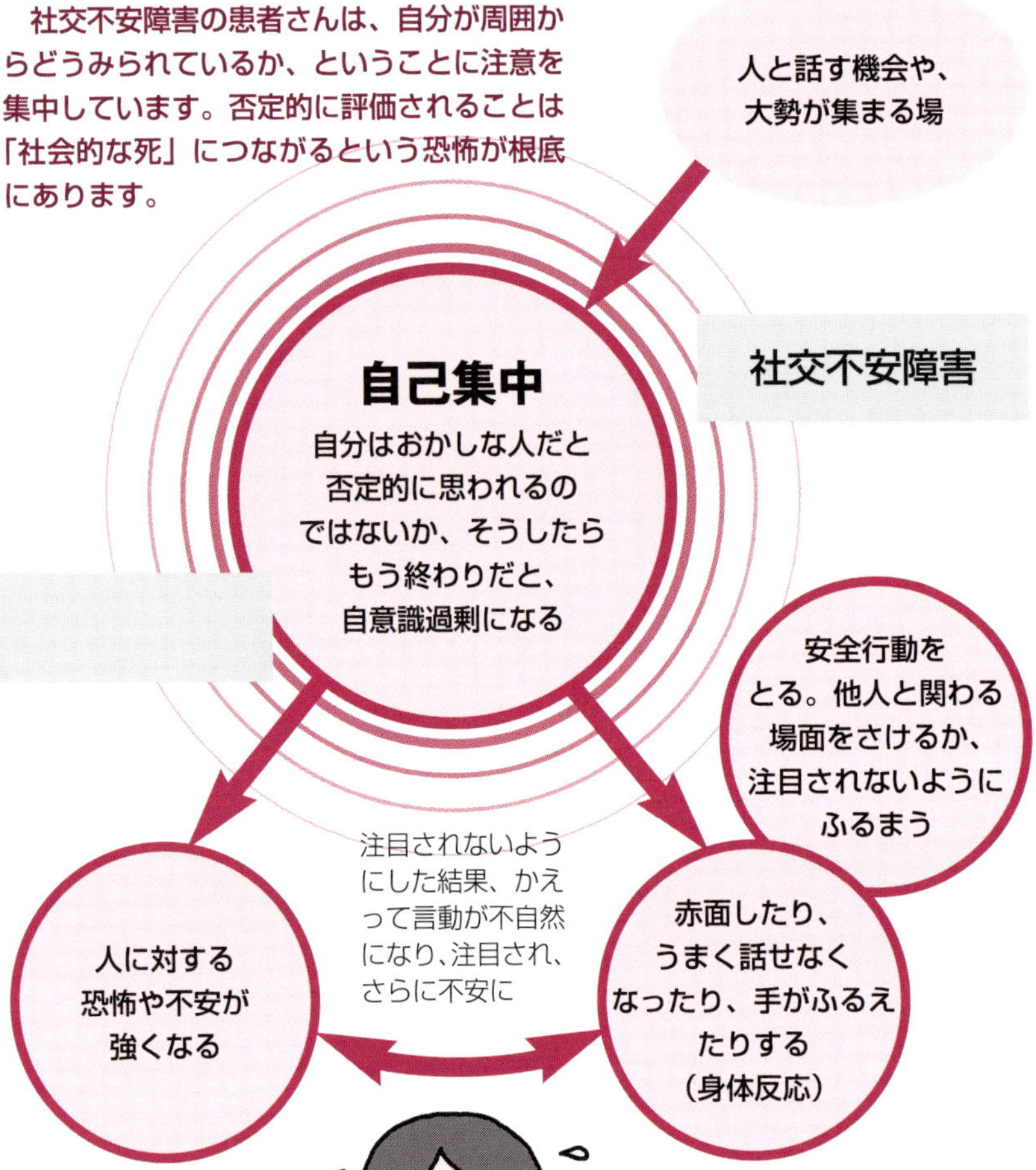

人と話す機会や、大勢が集まる場
社交不安障害
自己集中
自分はおかしな人だと否定的に思われるのではないか、そうしたらもう終わりだと、自意識過剰になる
安全行動をとる。他人と関わる場面をさけるか、注目されないようにふるまう
赤面したり、うまく話せなくなったり、手がふるえたりする（身体反応）
人に対する恐怖や不安が強くなる
注目されないようにした結果、かえって言動が不自然になり、注目され、さらに不安に

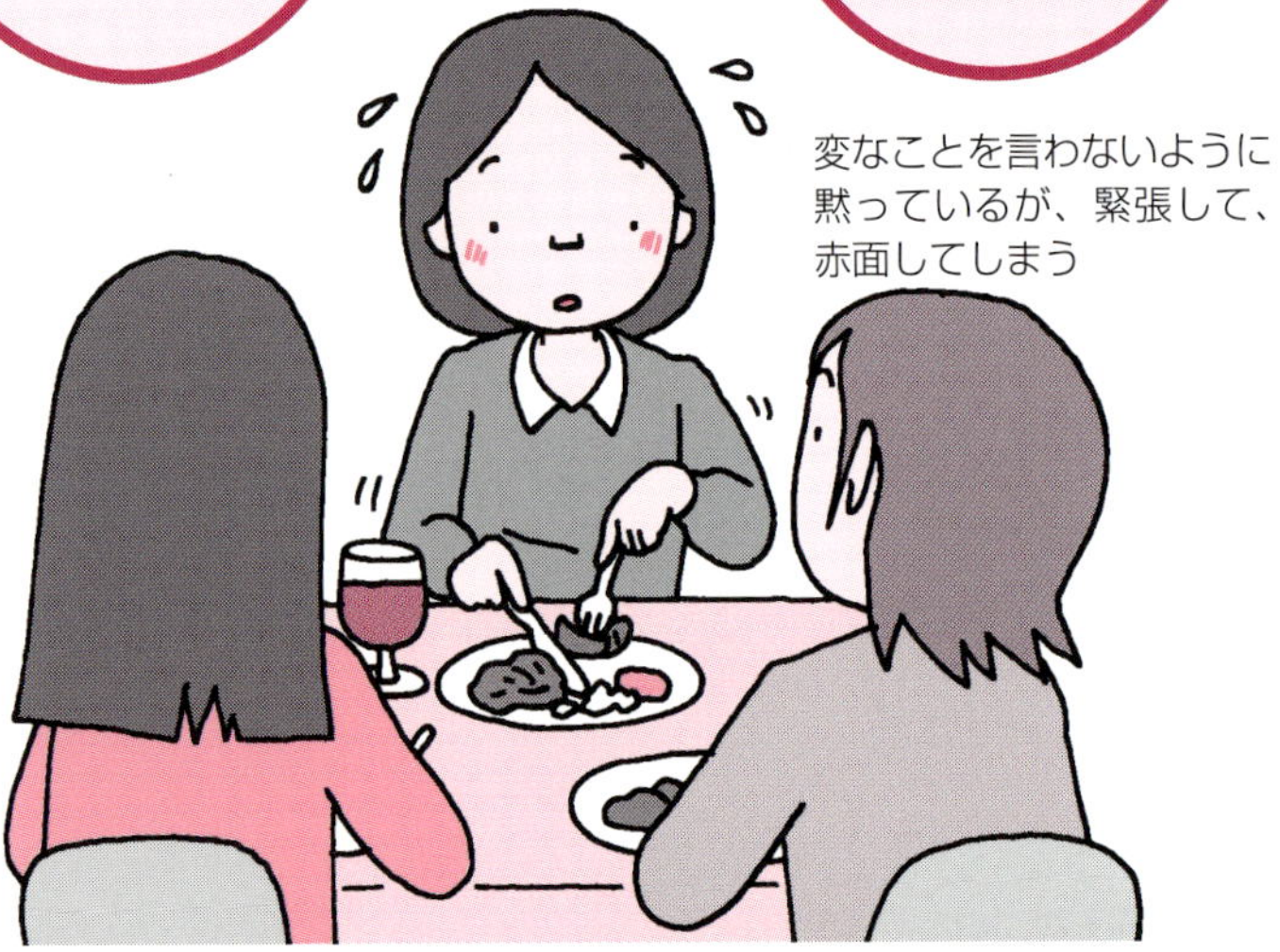

変なことを言わないように黙っているが、緊張して、赤面してしまう

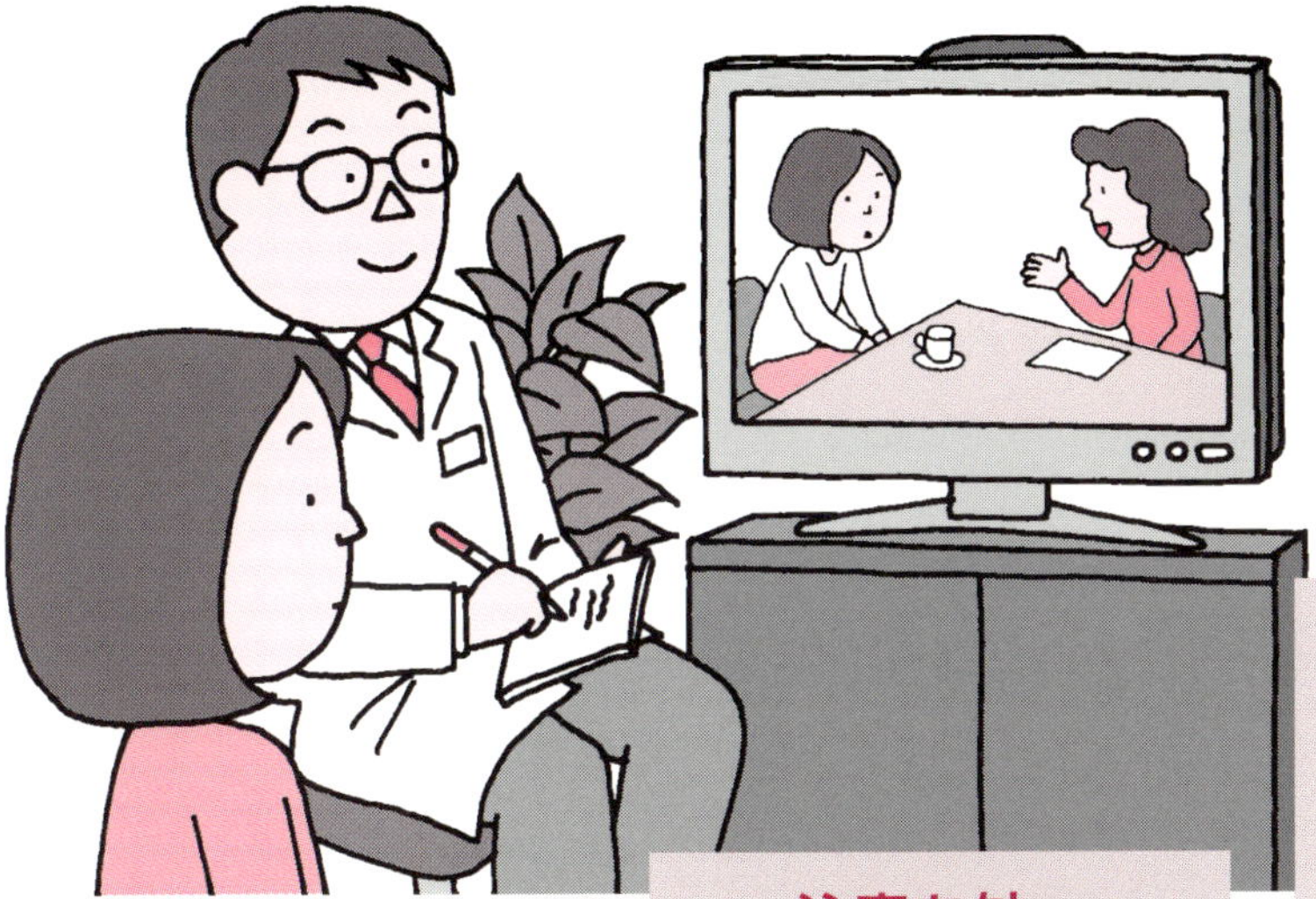

「緊張して声がふるえている」と思っていたが、ビデオで確認してみると、ごくふつうの声だった

注意を他人に向ける

注意が自分に集中しているかぎり、不安や緊張は消えません。治療を通じて、注意を自分の外に向けると、自意識が変化しはじめます。

認知

ビデオで確かめる

言動を録画して、自分の姿を実際にみてみる。思ったほどみじめにはみえない

注意を外へ

他人の外見や声の調子、話の内容に注意を向ける練習を繰り返す

＋ 社交不安障害の認知行動療法

行動

試してみる

安全行動をした場合と、していない場合で、状況がどう変わるか試す。安全行動は逆効果だと知り、やめる

変なことを言わないよう、頭のなかで発言をリハーサルしてから話す

リハーサルどおりに話そうとして、緊張して伝えたい内容を忘れてしまう

リハーサルをやめ、素直に話すと、会話が楽しくなり、恐怖が弱くなる

社交不安障害の治療はクラークとウェルズによる理論に基づいて開発されています。対人恐怖への認知行動療法の著書があります

自意識過剰なところを変える

社交不安障害の人には、他人にぶざまな人間だと思われないよう過剰に努力する傾向があります。そのままではすべての人に嫌われ、社会的な死を迎えるのだという恐怖があるのです。

実際にはそんなにひどくないのですが、客観的な視点がもてません。自意識過剰になっていて、現実の自分がみえないのです。

ビデオ撮影や行動を変える実験によって、自己像を客観的にとらえなおすことが必要です。

社交不安障害（社会不安障害）についてくわしく知りたい方は、健康ライブラリー・イラスト版『社交不安症がよくわかる本』（貝谷久宣監修）をご覧ください

不安障害（強迫性障害）

なんとかできるという責任感を捨てる

手の汚れや玄関の施錠、不吉な思いつきなどに心をとらわれ、なにか行動せずにいられなくなる状態を強迫性障害といいます。責任感が拡大し、認知のゆがみとなっています。

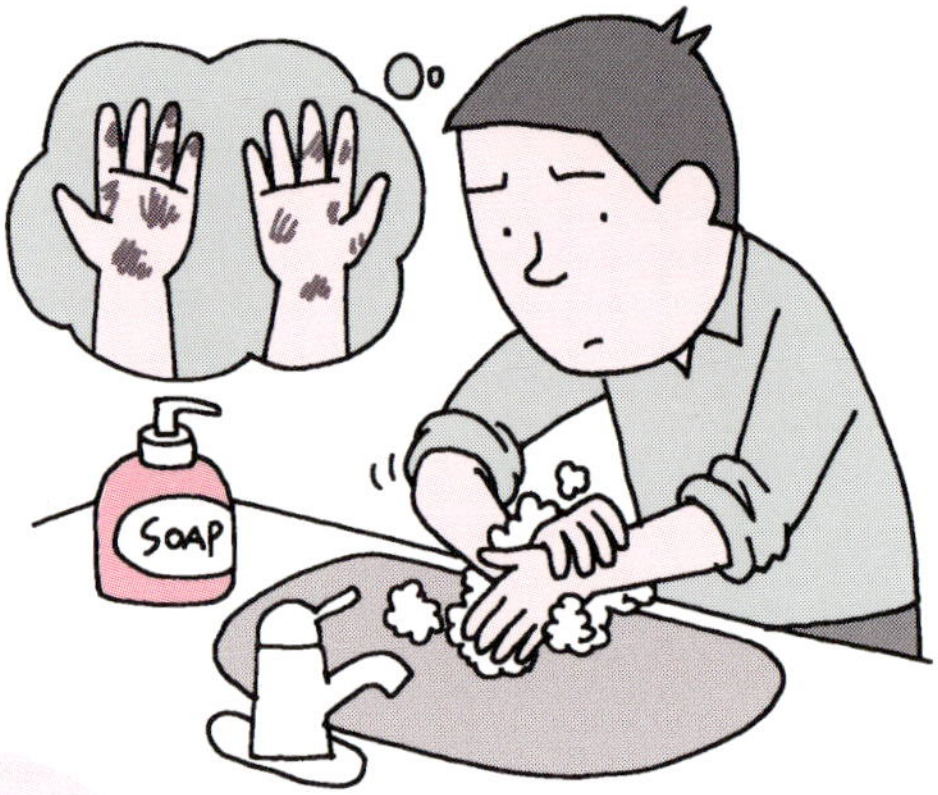
SOAP

汚れを完全に落とすことにこだわる

「反応しなければ」という誤解

ふと不安になることは、誰にでもあります。多くの人は深く考えず、やりすごしていますが、強迫性障害の人はやりすごすことができず、なにかしなければと考えてしまいます。

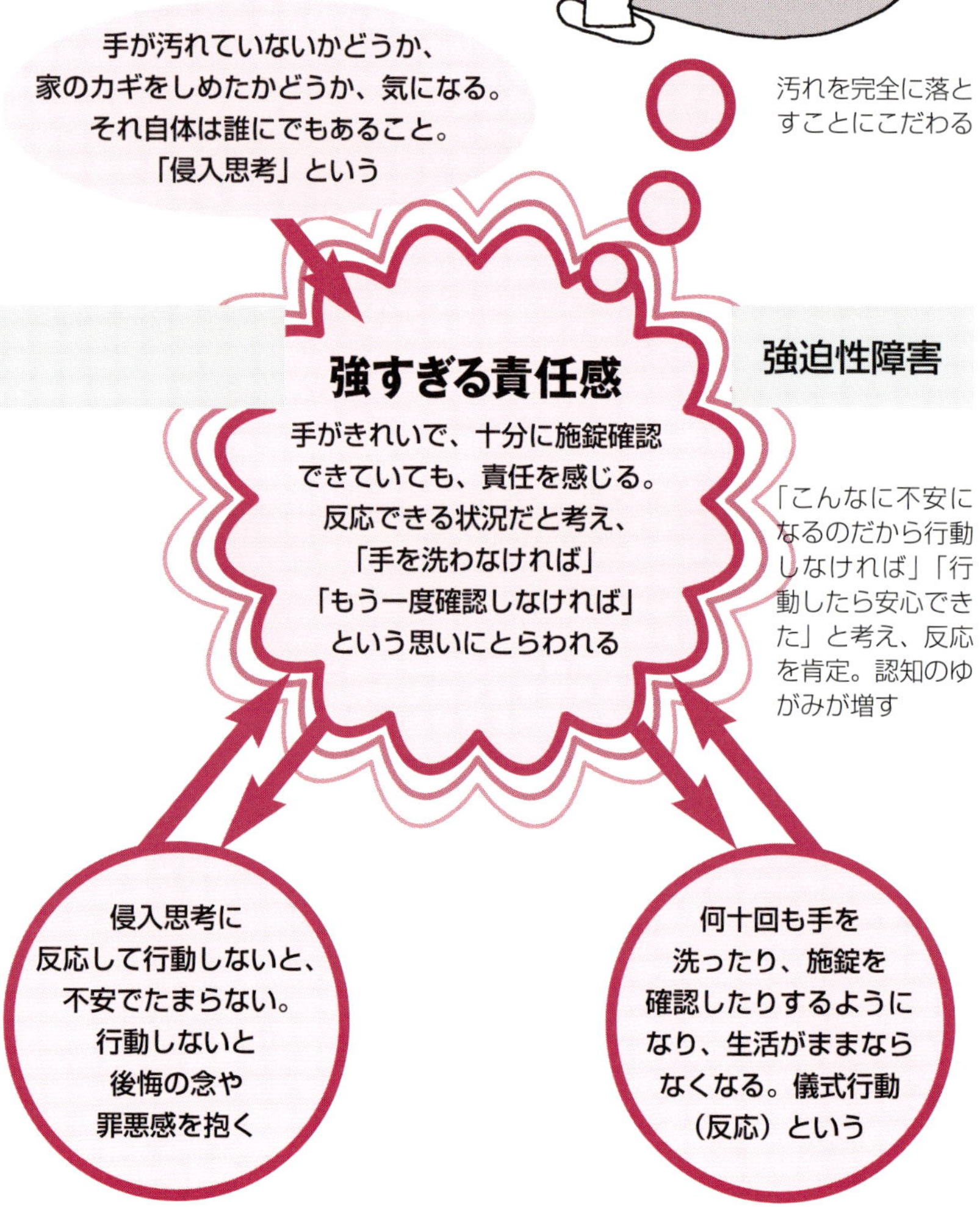
手が汚れていないかどうか、家のカギをしめたかどうか、気になる。それ自体は誰にでもあること。「侵入思考」という
強すぎる責任感
手がきれいで、十分に施錠確認できていても、責任を感じる。反応できる状況だと考え、「手を洗わなければ」「もう一度確認しなければ」という思いにとらわれる
強迫性障害
「こんなに不安になるのだから行動しなければ」「行動したら安心できた」と考え、反応を肯定。認知のゆがみが増す
侵入思考に反応して行動しないと、不安でたまらない。行動しないと後悔の念や罪悪感を抱く
何十回も手を洗ったり、施錠を確認したりするようになり、生活がままならなくなる。儀式行動（反応）という

自分にできることを再認識する

強迫性障害の認知は、野球の守備位置でたとえて考えると、イメージしやすくなります。

責任感が強すぎる状態とは、野球で外野を守っている選手が、投手のところに飛んできたボールまで捕りに行こうとしているようなものだと考えてください。

責任の範囲を拡大して、必要のないことにまで反応し、疲れきっているのです。自分にできることはなにか、認識をあらためると、状況が改善します。

反応しなくてよいのだと知る

治療を通じて、侵入思考を放置してもおそろしい事態にはならないということを理解します。そのために、認知のゆがみを特定することが大切です。

認知

責任感をとらえる

侵入思考と、それを拡大解釈しようとしている責任感を区別する。責任感を修正すると侵入思考が気にならなくなっていく

＋ 強迫性障害の認知行動療法

行動

曝露療法

不安を生じさせる内容の音声を録音して、何度も再生して聞く。不安だと思うものにさわる

反応妨害法

不安になっても、反応しないように練習する。手を洗わずに顔や服などをさわり、汚れを広げる

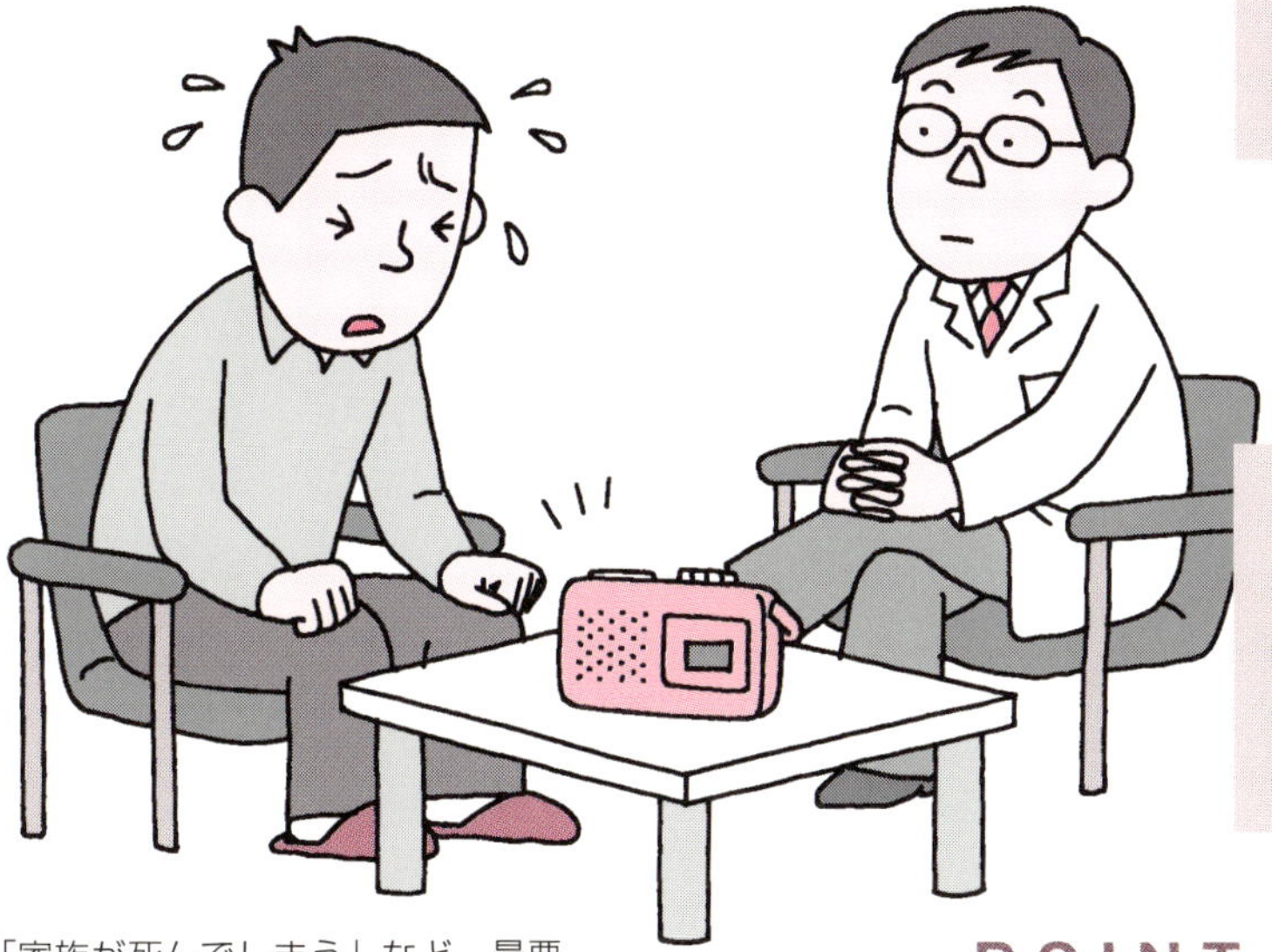

「家族が死んでしまう」など、最悪のシナリオを聞く。不安になり、儀式行動をしたくなるが、そこでなにもしない。すると、儀式をやめても家族が死なないことがわかる

POINT

不安に曝露しながら、それに対する反応をおさえる治療法を「曝露反応妨害法」という

イギリスの療法家ポール・サルコフスキスが、強迫性障害の強すぎる責任感を研究しています。また、アメリカの療法家エドナ・フォアの本が和訳されています

強迫性障害についてくわしく知りたい方は、健康ライブラリー・イラスト版『強迫症／強迫性障害（OCD）』（原井宏明監修）をご覧ください

不安障害（PTSD）

トラウマを全体的にとらえなおす

事件や事故に強いショックを受けた人は、それ以来トラウマを抱いて、つらくおそろしい記憶に繰り返し悩まされます。認知行動療法によってトラウマをとらえなおすと、症状が軽減します。

トラウマに悩まされる

PTSDは、日本語では心的外傷後ストレス障害といいます。自分の心身の外にあるものからダメージを受け、それがトラウマとなって症状が引き起こされます。独特のメカニズムから生じる不安障害です。

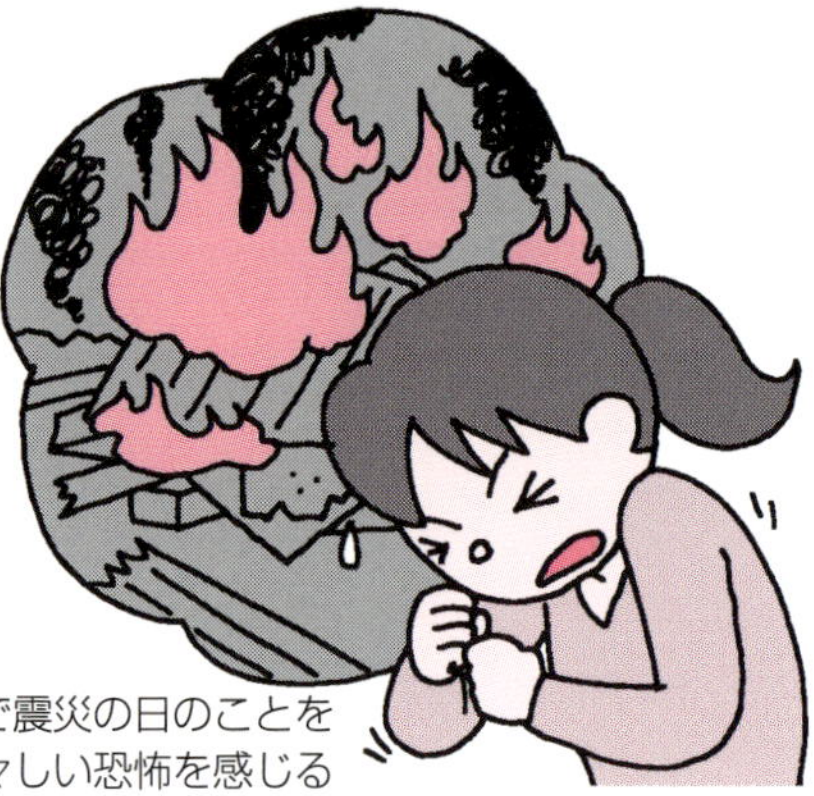

ふとしたことで震災の日のことを思い出し、生々しい恐怖を感じる

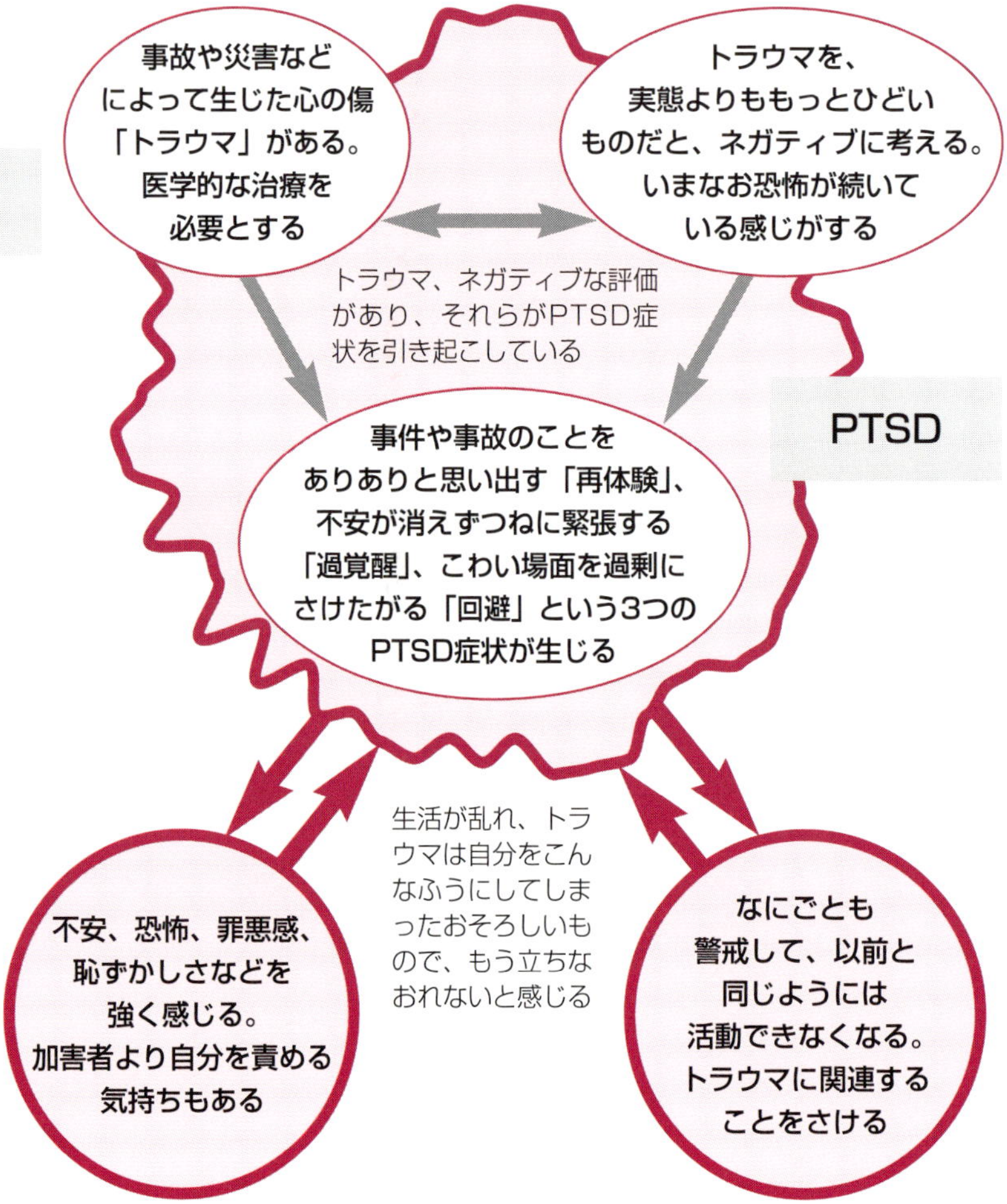

事故や災害などによって生じた心の傷「トラウマ」がある。医学的な治療を必要とする
トラウマを、実態よりももっとひどいものだと、ネガティブに考える。いまなお恐怖が続いている感じがする
トラウマ、ネガティブな評価があり、それらがPTSD症状を引き起こしている
PTSD
事件や事故のことをありありと思い出す「再体験」、不安が消えずつねに緊張する「過覚醒」、こわい場面を過剰にさけたがる「回避」という3つのPTSD症状が生じる
生活が乱れ、トラウマは自分をこんなふうにしてしまったおそろしいもので、もう立ちなおれないと感じる
不安、恐怖、罪悪感、恥ずかしさなどを強く感じる。加害者より自分を責める気持ちもある
なにごとも警戒して、以前と同じようには活動できなくなる。トラウマに関連することをさける

記憶を再構成する

PTSDの治療では、記憶の再構成をおこないます。過去の記憶を思い出すのは嫌なことですが、それは記憶にすぎず、おそれることはないと考えられるように認知を修正するのです。

震災の記憶をさけるのではなく、詳細を思い起こす。必要以上におそれることをやめる

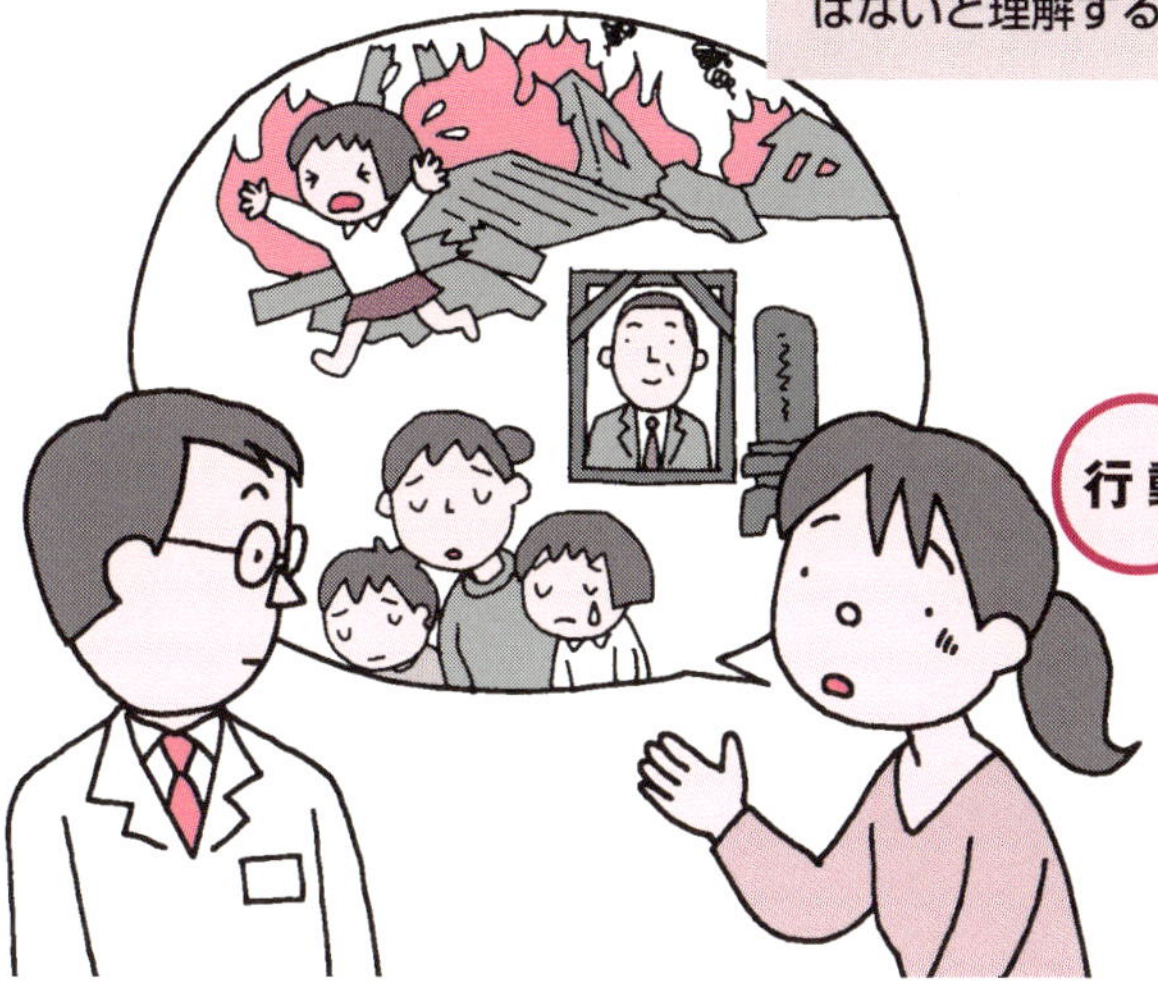

記憶のアップデートをくり返すと、出来事の詳細がわかり、ホットスポットが明確に

断片化した記憶のアップデート

バラバラになっていた記憶をつなぎあわせ、不可抗力で自責の念を感じる必要はないと理解する

認知

「ホットスポット」を探す

悪夢やフラッシュバックとして再体験する、トラウマ記憶のもっともつらい部分を「ホットスポット」という。治療によって、その部分が記憶全体のなかでどのような位置づけにあるか把握すると、記憶が整理され、気持ちも整理される

＋

PTSDの認知行動療法

行動

持続エクスポージャー

事件や事故の記憶を最初から最後まで順を追って、話しつづける。感情をおさえすぎず、また、流されないようにもして、繰り返し語る。そのうちに、記憶をこわがる必要はないとわかり、自信がつく

回避行動をやめる

ニュースや新聞をみない、事件現場に行かないなどの回避行動をやめる。不安に立ち向かう

PTSDの治療については、イギリスの療法家アンケ・エーラーズとアメリカのフォアの著書が参考になります。どちらも和訳されたものがあります

PTSDには、眼球運動をしながらトラウマ記憶を思い出す「EMDR」という治療法が実施される場合もある

トラウマから目をそむけるのは逆効果

トラウマ記憶を思い出すのはつらいことです。目をそむけたくなります。それは、人間の正常な心理です。しかし目をそむけ続けると、結局、心の傷が治癒せず、いつまでもうずいて生活に支障をきたす場合があります。それがPTSDです。

PTSDの人がつらい記憶を整理して正確にとらえ、過度の不安を解消するために、認知行動療法が活用されています。

トラウマについてくわしく知りたい方は、健康ライブラリー・イラスト版『トラウマのことがよくわかる本』（白川美也子監修）をご覧ください

そのほかの疾患

過食症や不眠症も治療対象となる

認知行動療法の手法がもっともよく効果を発揮するのはうつ病・不安障害ですが、それ以外の病気にも、十分に活用できます。

フォーマミュレーションは共通

どのような病態に対しても、まず認知・感情・行動の関係性を探ることから治療をはじめます。その結果にそって、どの部分に介入していくか、考えます。

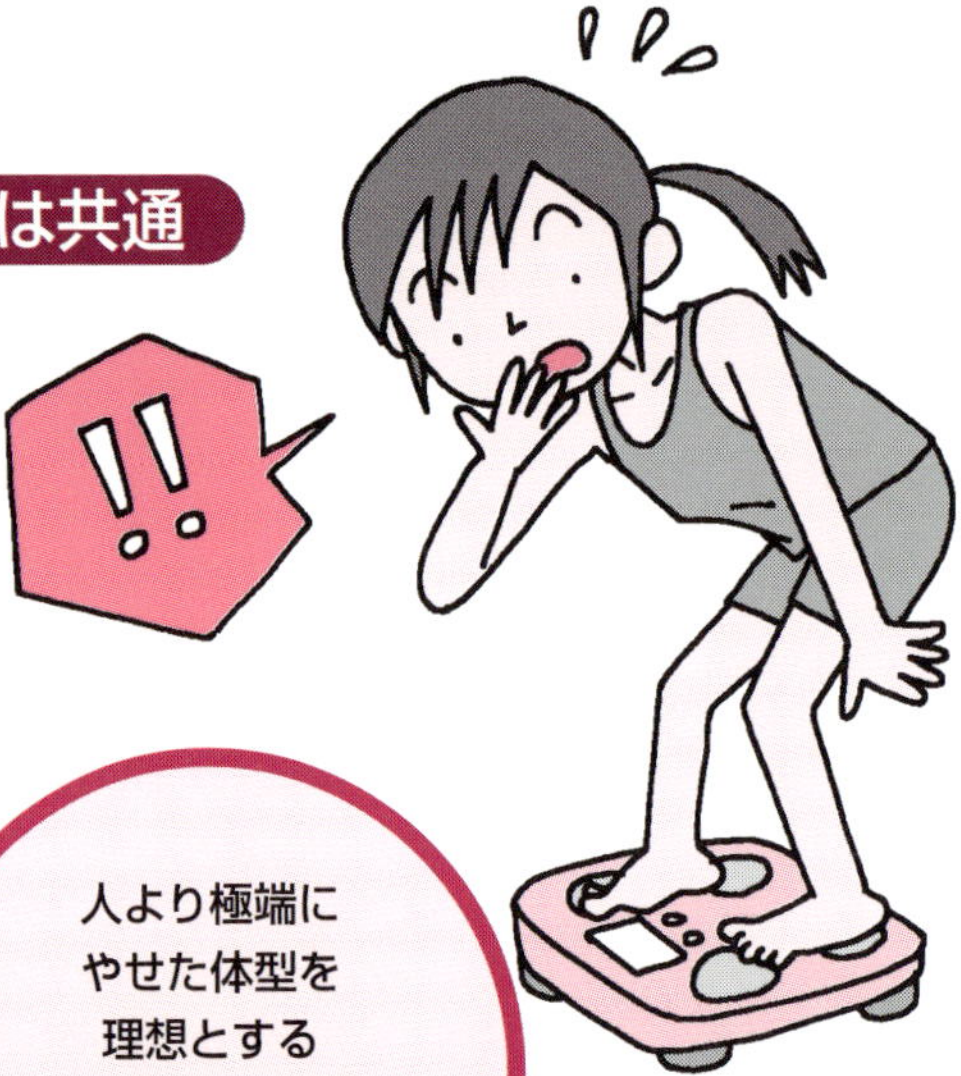

十分にやせているのに、もっとやせることに価値をおく

摂食障害

人より極端にやせた体型を理想とする「やせ願望」がある。体型や体重への認知がゆがんでいる

↓

体重が増えると体重管理が完璧にできない自分にイライラする

食事を拒んだり、食べてもすぐに吐き出したりする。ダイエットの反動から、逆に過食して一日に何度も嘔吐する人もいる

不眠症も

「眠らなければ」という認知のゆがみがあるため、あせりが出て逆に眠れない

依存症も

「買い物をしないと不安」などの問題を、フォーミュレーションによって特定し治療する

そのほかにも

薬物乱用や性犯罪など、さまざまな問題が認知行動療法の対象となっている

認知に注目して対応する

うつ病や不安障害と同じように、過食症や不眠症などの病気にも認知行動療法の型があります。

どの病気の場合も、認知のゆがみに注目して、対応していくことになります。

病気別に細部はアレンジする

過食症の場合、体重や食事の量を完璧にコントロールしなければいけないという思いこみが、本人を苦しめています。不眠症の場合は、コントロールの対象となるのは眠りです。眠らなければ、と考えすぎてしまうのです。どちらも認知のゆがみです。

食事や睡眠のリズムは、ある程度はなりゆきにまかせ、調整できる範囲でコントロールするくらいがちょうどよいのです。

治療を通じて、ほどほどの生活を楽しめるように、バランス感覚を身につけていきます。

病気ごとの型で対応する

摂食障害や不眠症など、うつ病・不安障害以外の病気にも、それぞれにあった認知行動療法が用いられています。

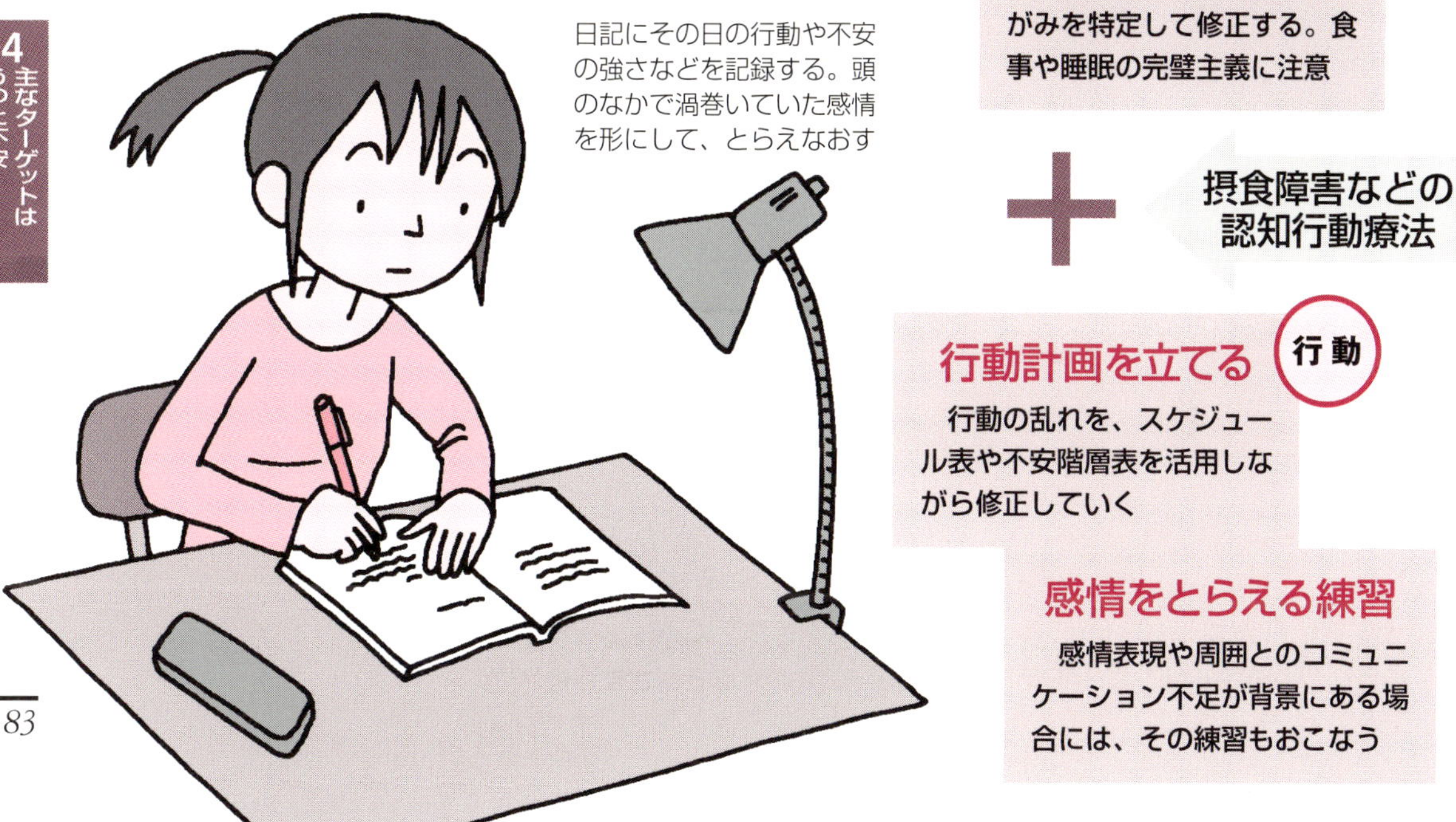
日記にその日の行動や不安の強さなどを記録する。頭のなかで渦巻いていた感情を形にして、とらえなおす
認知
認知の修正
病態のもとにある認知のゆがみを特定して修正する。食事や睡眠の完璧主義に注意
摂食障害などの認知行動療法
行動
行動計画を立てる
行動の乱れを、スケジュール表や不安階層表を活用しながら修正していく
感情をとらえる練習
感情表現や周囲とのコミュニケーション不足が背景にある場合には、その練習もおこなう

過食症についてくわしく知りたい方は、健康ライブラリー・イラスト版『拒食症と過食症』（切池信夫監修）をご覧ください

統合失調症やパーソナリティ障害への対応

うつ病や不安障害ほど普及していませんが、統合失調症やパーソナリティ障害に対しても、認知行動療法が用いられています。

対応はそれぞれに異なる

統合失調症、パーソナリティ障害にも、それぞれに適した認知行動療法がおこなわれています。

統合失調症では多くの場合、薬物療法を中心とした治療がおこなわれます。認知行動療法は状況に応じて用いられていて、認知機能障害を改善する機能回復訓練として実施されることもあります。

パーソナリティ障害への認知行動療法は、ほかの病気より長い期間をとります。幼少期の事件や離別体験、虐待などが関連していることを考慮して、生育歴をさかのぼる必要があり、治療に時間がかかるためです。じっくりと治療を進めていきます。

統合失調症は薬が中心

統合失調症の場合、薬物療法を主体として治療を進めていきます。そのなかで、妄想や幻聴に対して認知行動療法を用いる場合があります。

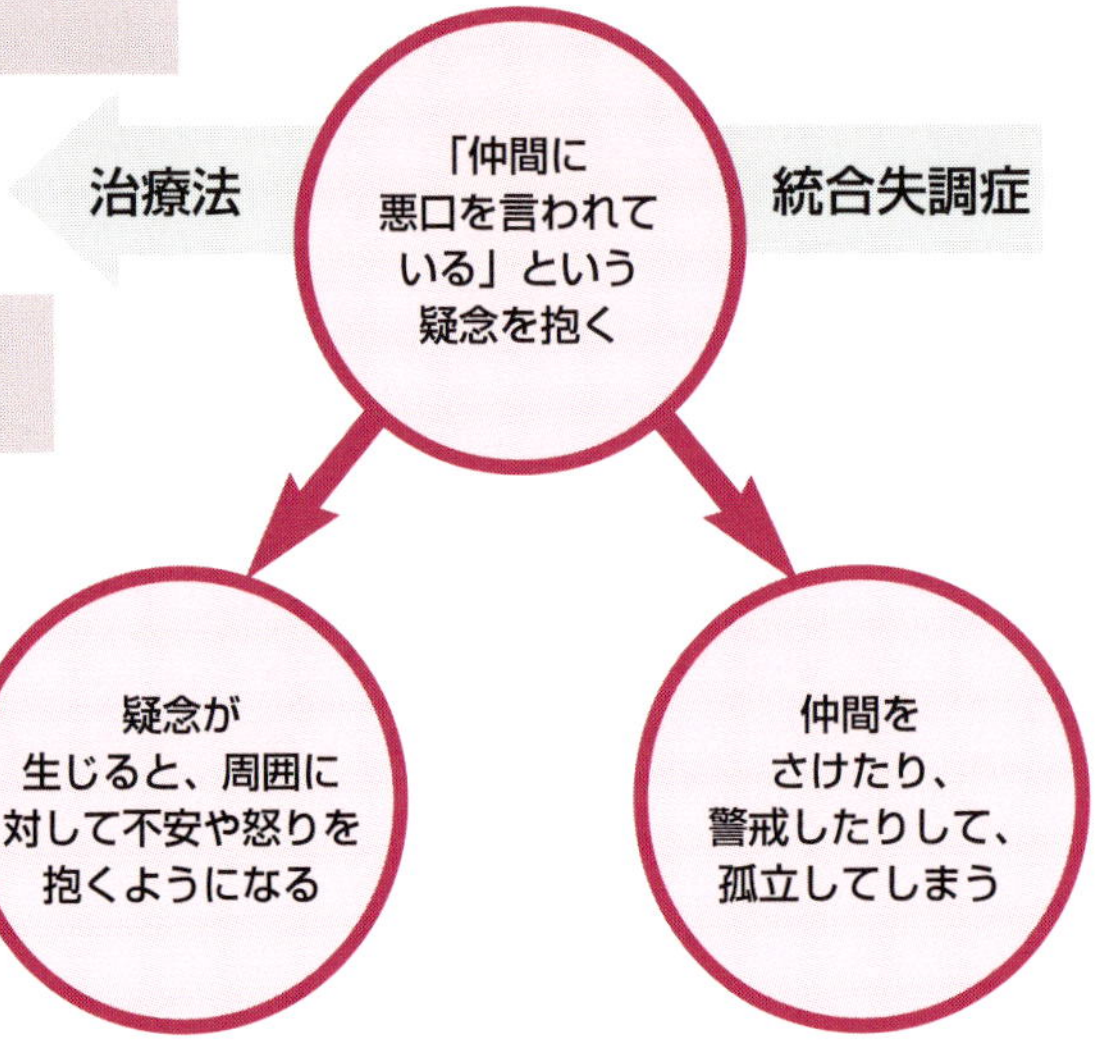
統合失調症
「仲間に悪口を言われている」という疑念を抱く
疑念が生じると、周囲に対して不安や怒りを抱くようになる
仲間をさけたり、警戒したりして、孤立してしまう
治療法

認知 行動

認知行動療法

妄想・幻聴が悪くなるパターンを理解する。そのうえで不安などの感情をとらえ、認知と行動を修正する

＋

薬物療法

POINT

はげしい妄想や幻聴がある場合は、治療者と相談のうえ、まず向精神薬の使用を考える

統合失調症についてくわしく知りたい方は、健康ライブラリー・イラスト版『統合失調症』（伊藤順一郎監修）をご覧ください

パーソナリティ障害は時間がかかる

パーソナリティ障害は考え方や行動のかたよりによって、生活に支障をきたしている状態です。面接中に泣き通しだったり、発言できなかったりして、治療者との関係を築くことに苦労します。そのため、治療に時間がかかります。

一〇年以上の歴史がある

うつ病や不安障害の患者さんは多くの場合、大人になってから発症しています。そのため、数年以内の出来事を探れば、認知のゆがみやその背景を特定できます。

いっぽうパーソナリティ障害の場合は、患者さんと治療者で十数年間の生育歴をさかのぼり、幼少期からの認知のゆがみを確認して、ようやく全貌がみえてくるという場合が多いのです。そのため、治療に時間がかかります。

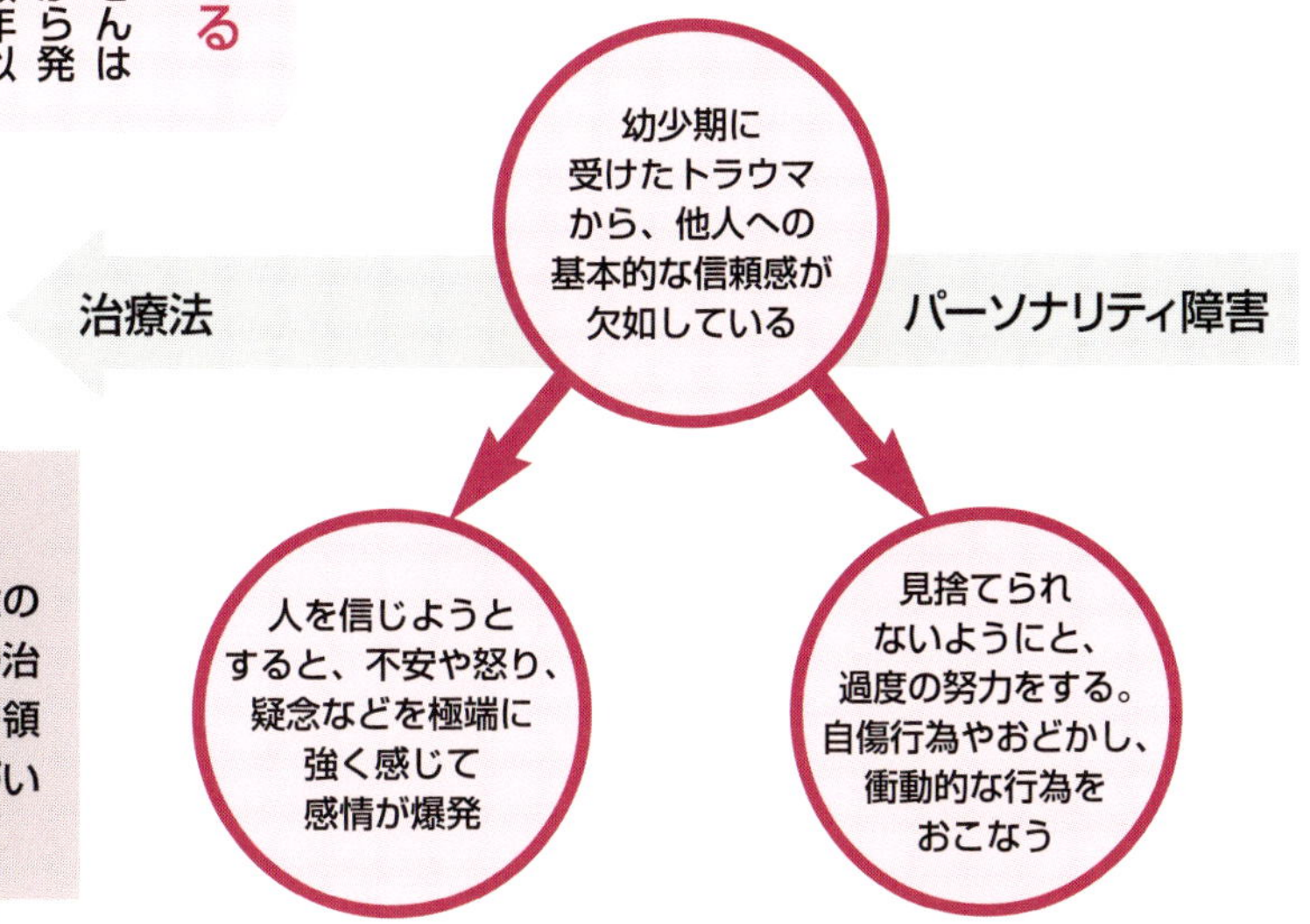

治療法
パーソナリティ障害
幼少期に受けたトラウマから、他人への基本的な信頼感が欠如している
人を信じようとすると、不安や怒り、疑念などを極端に強く感じて感情が爆発
見捨てられないようにと、過度の努力をする。自傷行為やおどかし、衝動的な行為をおこなう

認知　行動

スキーマ療法

幼少期から続く、信念のゆがみを特定するための治療法。スキーマを5つの領域に分類した理論に基づいて分析をおこなう

弁証法的行動療法

個人療法とグループ療法を併用する。個人療法では患者さんの傷つきやすさを受け止める。グループ療法では、人間関係を修正するスキル訓練をおこなう

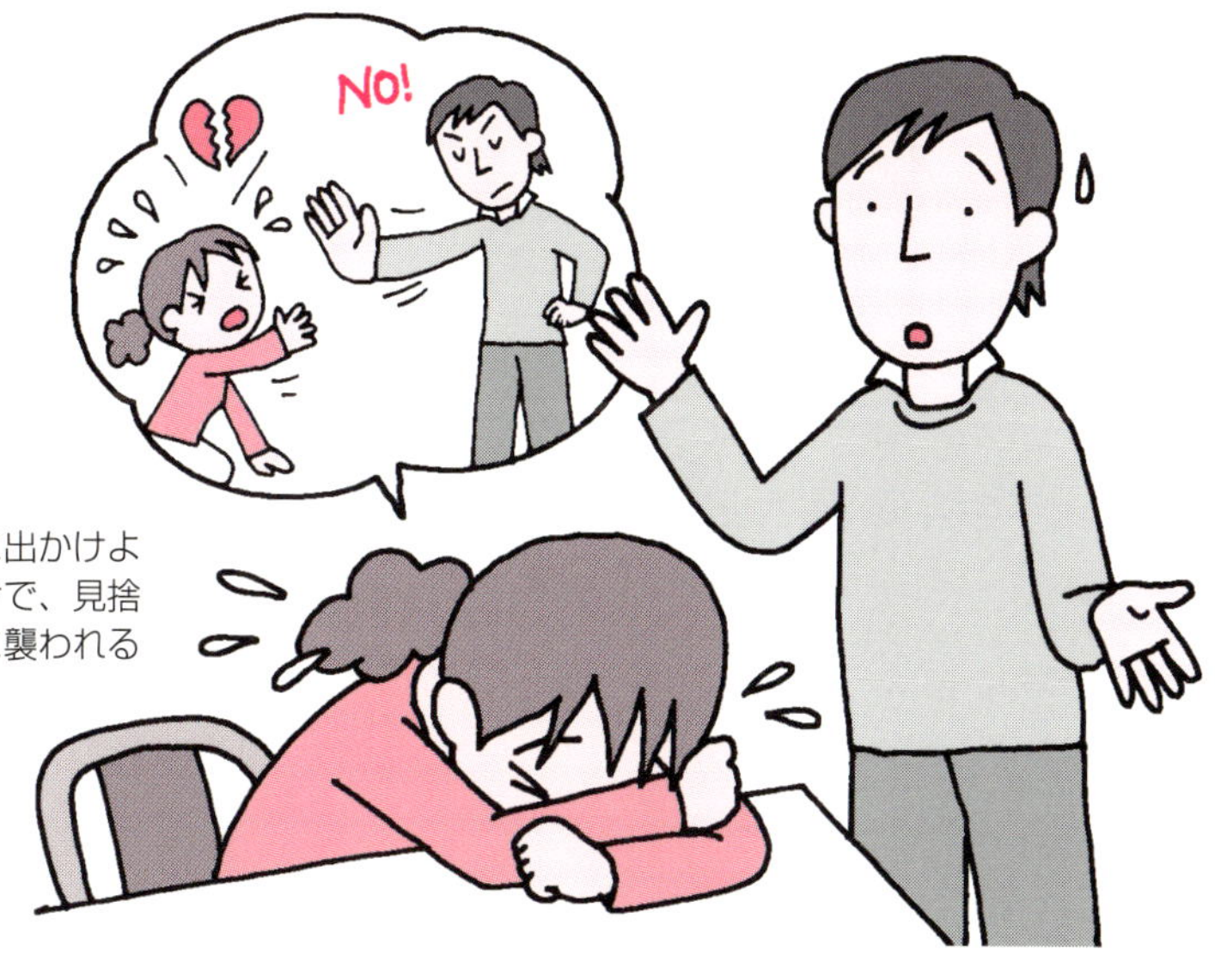

No!

恋人が近所に出かけようとしただけで、見捨てられ不安に襲われる

パーソナリティ障害についてくわしく知りたい方は、健康ライブラリー・イラスト版『パーソナリティ障害のことがよくわかる本』（市橋秀夫監修）をご覧ください

手法

マンガなどを活用する「子どもの治療」

認知行動療法は、子どもにも適用されます。子どもに難しいところは、マンガなどを活用したり、時間を短縮したりして、楽しく治療を進めます。

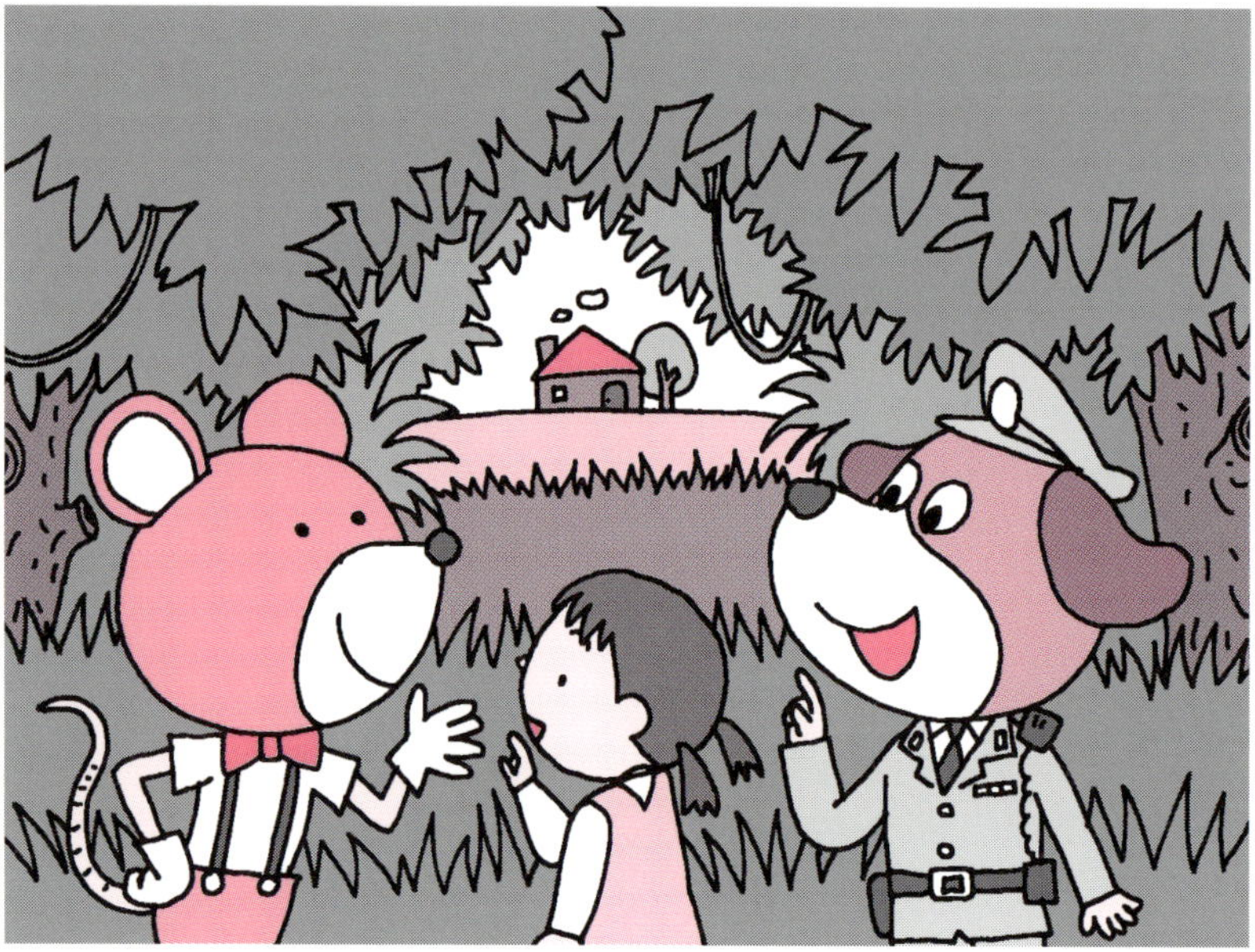

キャラクターイラストなどを使って、子どもを悩みのジャングルから救い出す

子どもの治療

子どもがいじめに苦しんで抑うつ的になったり、恐怖症に悩んだりしたときには、認知行動療法的なアプローチで症状を改善することができる。小学校中学年程度からとりくめる

子ども本人は治療の必要性を理解できない場合もある。治療を受けるとよい変化が起きることを話し合う

本人だけではなく、家族も治療に参加する。家族が手本を示すのも大事

子どもと家族、治療者が現状を認識し、変わることの重要性を共有して治療していく。目標を立てる

子どもへの負担を軽くする

大人向けの認知行動療法をそのまま子どもにおこなったら、難しくて子どもに負担がかかってしまいます。専門用語や難しい考え方はさけて、治療のエッセンスを絵やマンガなどで表現します。

表情のない顔を使って、子どもが自分の感情を絵で表現する

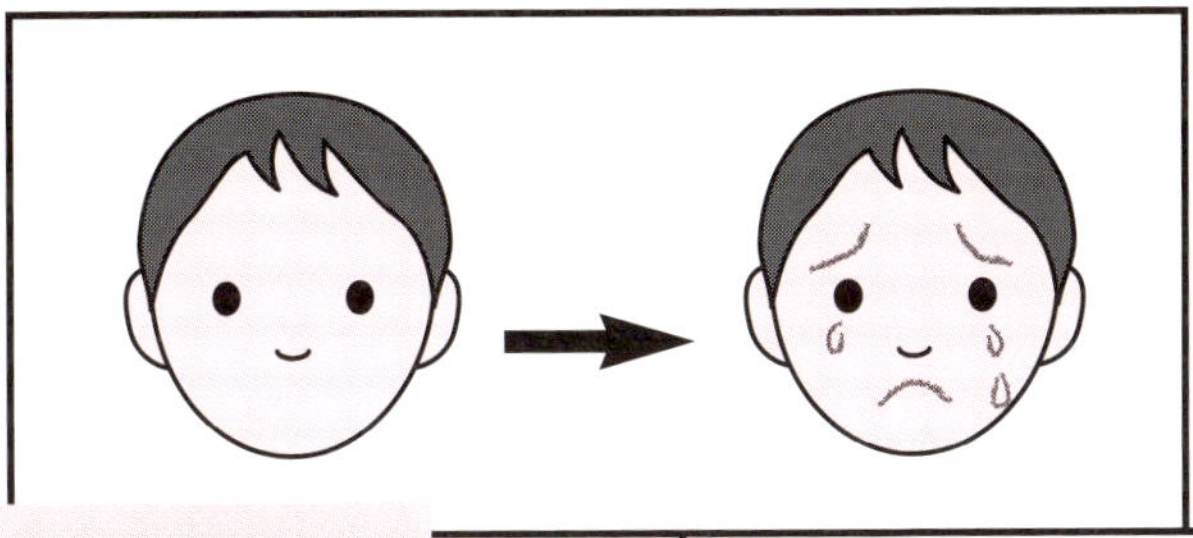

絵を使う

認知や感情、行動を、絵で表現させる。下絵を用意すると、作業しやすい

マンガのフキダシにセリフを書いてみる。子どもの考え方の特徴がみえてくる

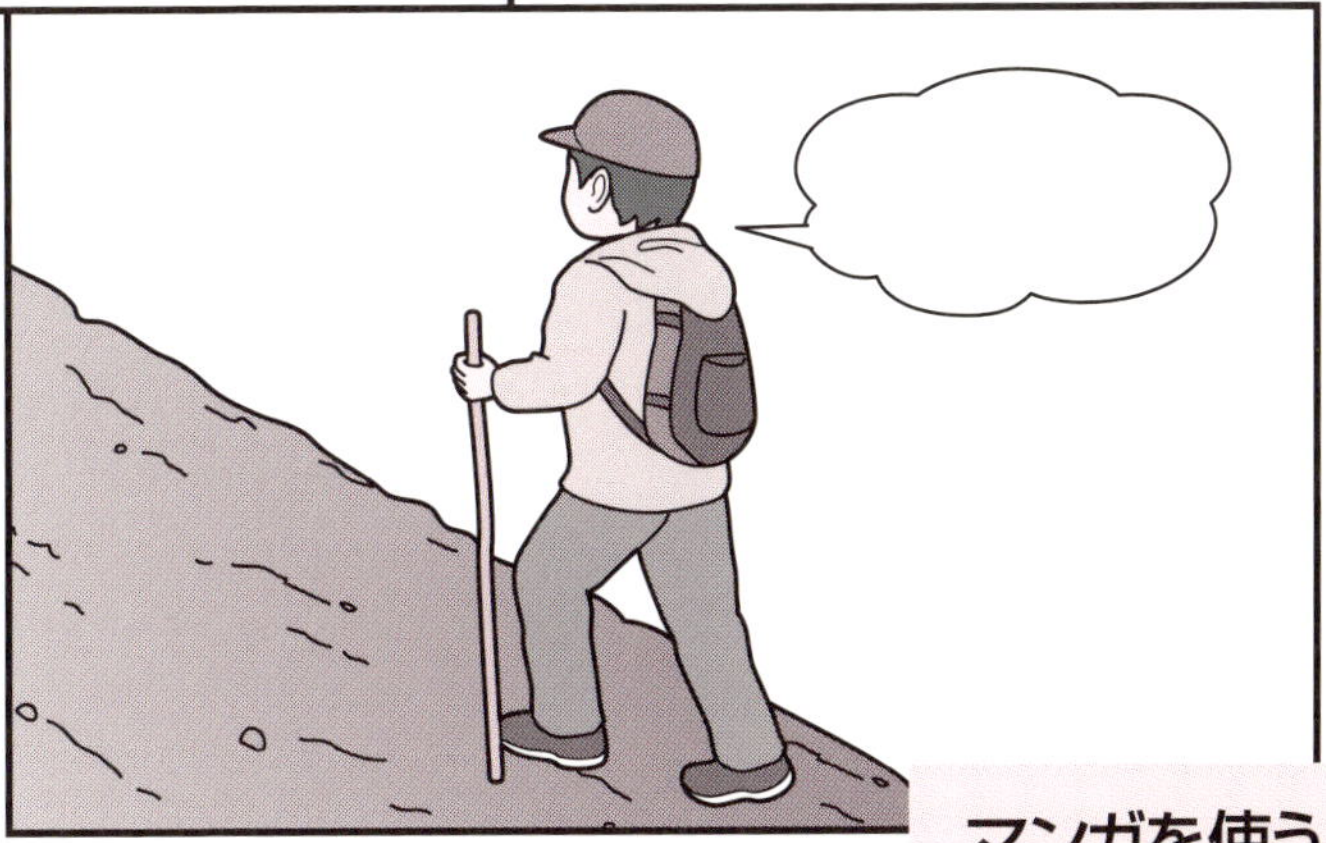

マンガを使う

マンガを読ませたり、マンガのセリフを書かせたりする。つらいことを自分で乗り越えられるのだと感じさせる

時間を短くする

子どもの集中力を考慮して、大人よりも治療時間を短縮する

子どもがとりくめるように工夫する

子ども向けの治療でも、認知行動療法の基本である、認知と感情、行動をとらえることには変わりありません。

ただ、子どもの場合は絵やマンガなどを使って、楽しい治療を心がけます。子どもの見方にあわせて工夫するため、わかりやすくなり、大人も活用できるものになっています。

POINT

治療者は子ども向けにさまざまな工夫をほどこしているが、いずれも認知行動療法の中心的な要素からははずれないアレンジになっている

COLUMN

不安の強さをグラフで理解する

不安は時間がたてば弱まるのだとわかる

不安は、さけようとせずに立ち向かえば、慣れて気にならなくなるものです。つまり、放っておくことで、不安はじょじょに弱くなっていくのです。

左のグラフをみると、不安のそのような性質が理解できたり、実感できたりします。

また、グラフのように、自分の不安の強さを数値にしてみて、それが時間の経過とともにどう変化するか確かめると、不安が弱くなっていくことが実感できます。

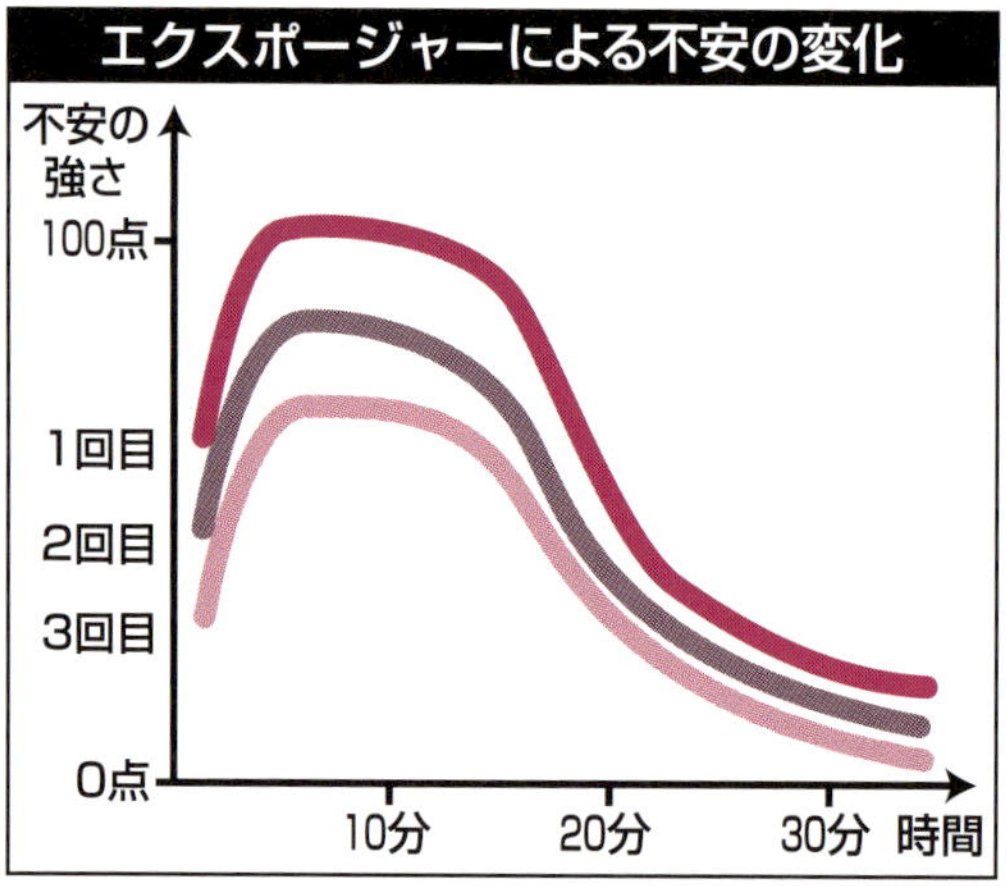

エクスポージャーによる不安の変化
不安の強さ
100点
1回目
2回目
3回目
0点
10分
20分
30分
時間

不安は一度強くなるが、時間や練習する回数とともに弱くなっていく

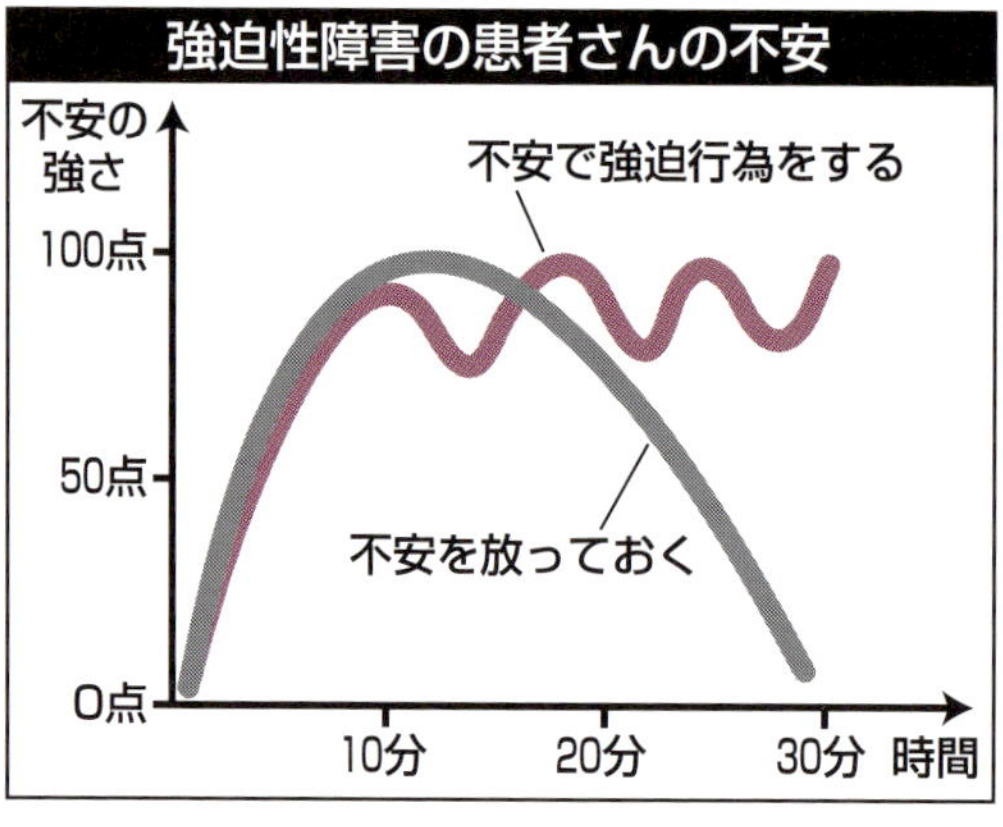

強迫性障害の患者さんの不安
不安の強さ
100点
50点
0点
不安で強迫行為をする
不安を放っておく
10分
20分
30分
時間

強迫行為をすると不安が一度やわらぐが、すぐにまた強くなる。放っておいたほうがよい

（不安の減少をイメージ化したグラフ。監修者作成）

5

治療はどこで受けられるのか

認知行動療法を実施している機関は、
まだあまり多くありませんが、
今後は少しずつ、増えていくことが予想されます。
認知療法・認知行動療法に医療保険が適用されることになり、
認知行動療法がひとつの治療法として、
広く認められたからです。

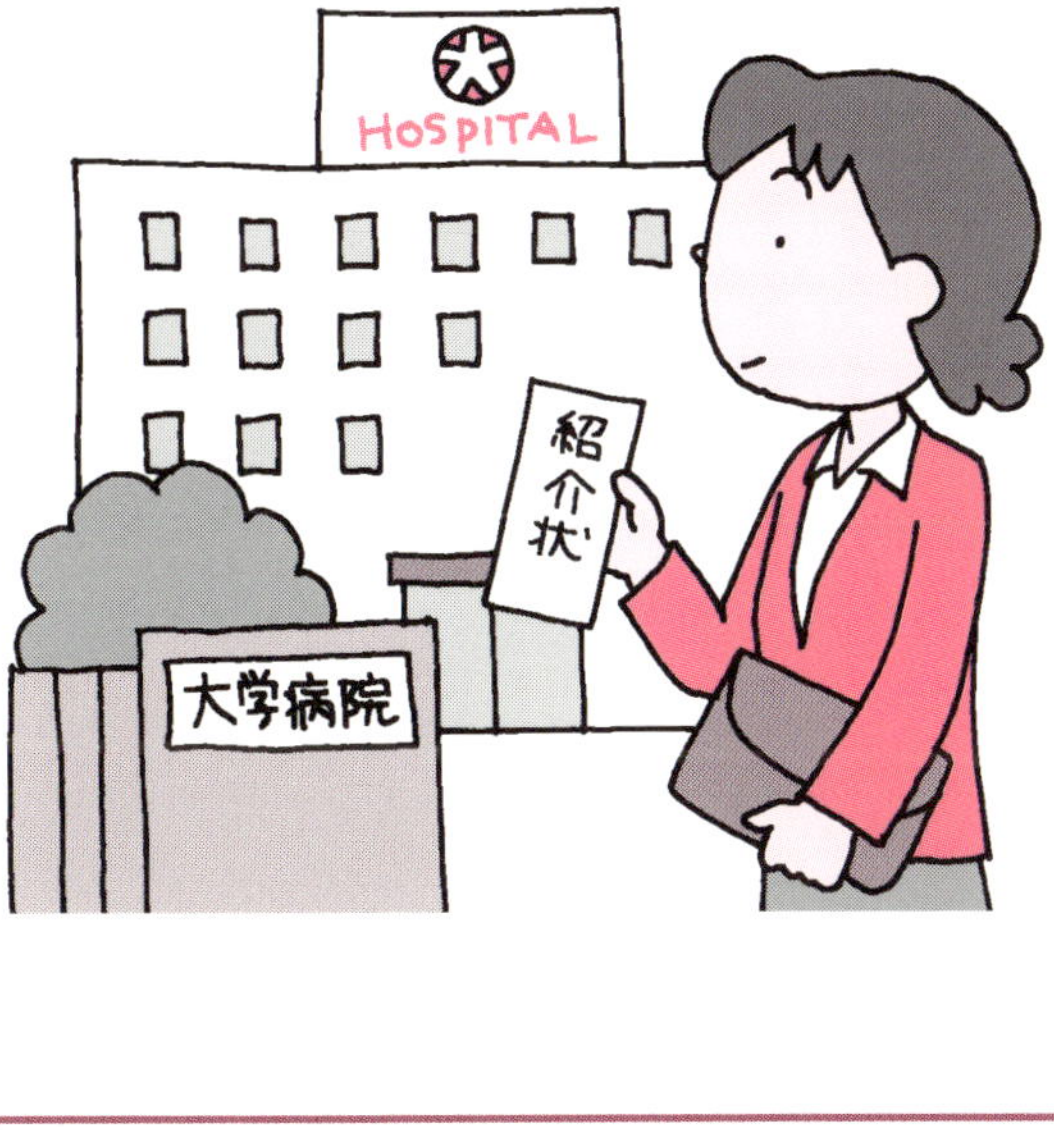

医療機関

治療は精神科やメンタルクリニックで

認知行動療法を受けたい人は、まず近隣の精神科やメンタルクリニックを受診し、治療者に相談するなかで、希望を伝えましょう。

自宅の近くにかかりつけ医をみつける

うつ病や不安障害などの精神疾患を治療するためには、まず医師に相談することが大切です。

自分の心身はいまどのような状態で、どのような治療が必要なのか、自分自身ではなかなかわからないからです。

まずは近隣にかかりつけの医療機関をみつけ、医師に自分のことを知ってもらいましょう。

医師との間によい関係が築けたところで、興味のある治療法や医療機関のことを相談すれば、的確なアドバイスがもらえます。

そのように段階を経て、認知行動療法の専門機関を紹介してもらいましょう。

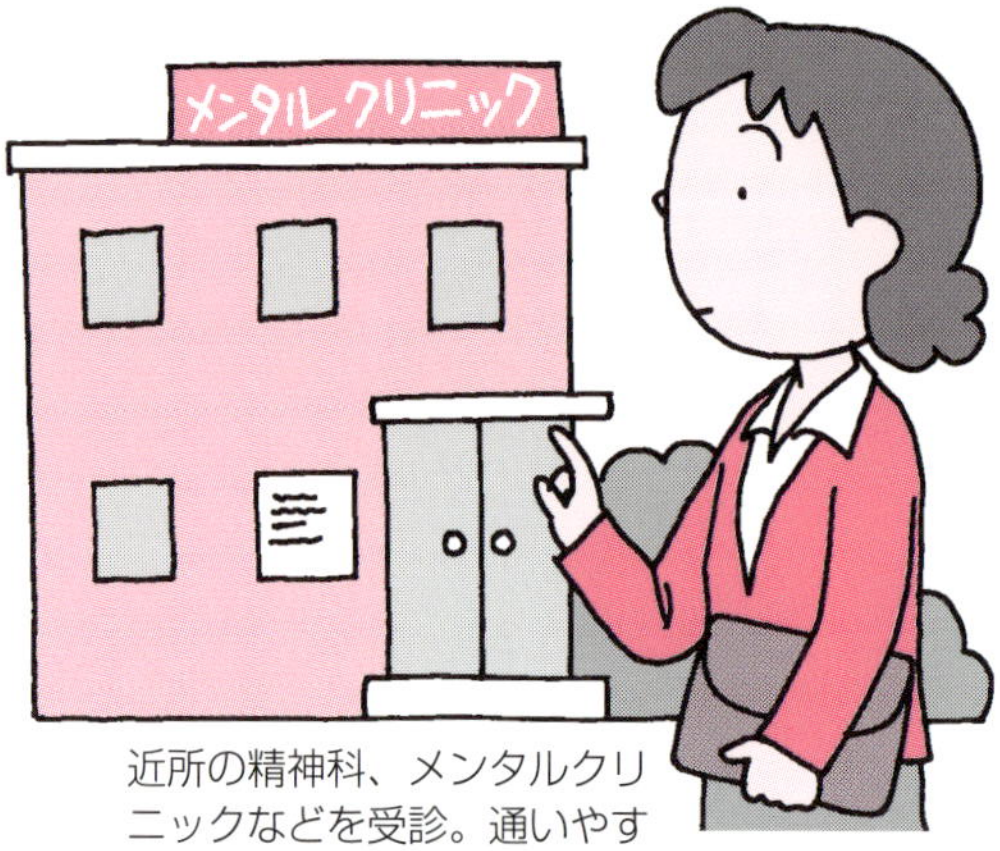

近所の精神科、メンタルクリニックなどを受診。通いやすいところで病状を確認する

まずはかかりつけ医へ

まずは近隣の医療機関を受診して、医師の診断によって、自分の心身の状態を確かめましょう。そのうえで、認知行動療法が適応となるかどうか、相談していきます。

かかりつけ医

精神科や精神神経科、メンタルクリニックなど、心の病気をあつかう医療機関へ。通常、何度か通院することになるため、近隣の機関がよい

かかりつけの機関で、医師が認知行動療法が必要だと判断した場合、専門家への紹介状を書いてもらえる

認知行動療法よりも、薬物療法や入院治療などが適する場合、それらの治療をはじめる

保険点数化されている

うつ病などの気分障害や、強迫性障害、社交不安障害、パニック障害、心的外傷後ストレス障害、神経性過食症に対する認知療法・認知行動療法には、医療保険の適用が認められます。

医師がおこなう場合と、医師と看護師が共同しておこなう場合があります。

診療報酬480点の場合

↓

医療費4800円

↓

医療保険適用により通常、3割負担となる。患者さんの支払う診療費は1回あたり1440円に

紹介状をもって専門機関へ

かかりつけ医からの紹介状があれば、スムーズに専門機関を受診できます。状況しだいで順番待ちをすることもありますが、着実に、治療に近づきます。

専門機関

医療機関のなかで、認知行動療法を専門にしているところ。大学病院や規模の大きい精神科が多い

専門家と面接する。認知行動療法が適応するかどうか、あらためて判断される。適応であれば治療に入る

治療スタート。治療者との面接によって詳細を確認し、セッションをはじめる。治療期間は人によって異なる

専門家から認知行動療法以外の治療をすすめられることもある。統合失調症の場合などに、薬物療法が優先される

POINT

すぐに治療に入るとはかぎらない。治療を受ける人の待機リストに入って順番を待ったり、セッションの開始期日を待ったりする場合が多い

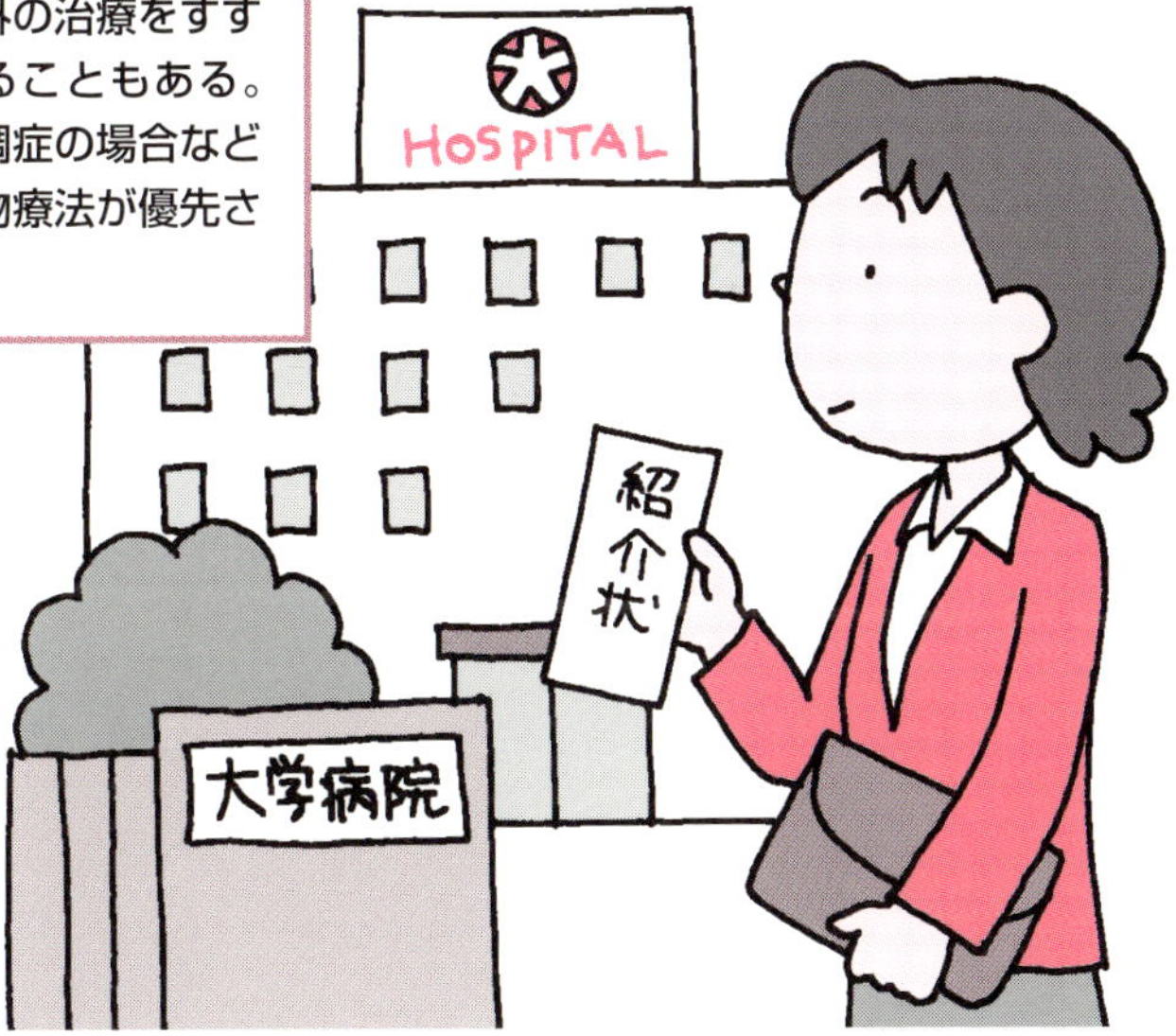

紹介状があれば、症状や過去の経緯が専門家に正確に伝わる

医療機関を探すときの注意点

近隣の医療機関では認知行動療法の情報がまったく集まらないという場合には、自分で情報源を探すことになりますが、その場合は多々、注意が必要です。

専門的な医療機関にかかることが大切

認知行動療法を受けるときには、専門的な医療機関にかかることが大切です。専門的な機関であれば、正しい知識に基づく、認知行動療法が受けられます。

ただ、専門家にも個々に特徴があり、治療経験も異なるため、治療に多少の違いは出ます。治療が本書の通りに進まなかったとしても、心配しないでください。

治療者は、患者さんの状態や気持ちにも配慮して、治療をおこなっています。患者さんの希望にそって、宿題の内容を変更するなど、細部を調整しているのです。不明な点があるときには、治療者に遠慮なく質問しましょう。

治療者一人ひとり、特徴がある

認知行動療法の専門家には、それぞれに得意な手法があります。また、よく経験している病気も人によって異なります。治療の基本を守りながら、個々の専門性をいかしているのです。

認知行動療法の専門家

治療の基本的な流れは全員共通。病態をとらえて認知と行動を変えることをめざす

もともと行動療法を専門とする治療者は、行動を変える手法にくわしい場合が多い

もともと認知療法を専門とする治療者は、認知のゆがみの特定、変容を得意とする

うつ病など、ひとつの病気に特化した臨床・研究をおこなっている治療者もいる

専門家のスーパーバイズ（指導）を受けている治療者が多い

POINT

治療者ごとに特徴はあるが、認知行動療法の基本は変わらない。こまかな違いを気にしすぎないことが大切

POINT

かかりつけ医の紹介を受けて、専門医を受診するのが原則。かかりつけ医がみつからない場合や、近隣の医療機関で情報が得られない場合は精神保健福祉センターへ。インターネット経由での受診は、技術の質が確認できない

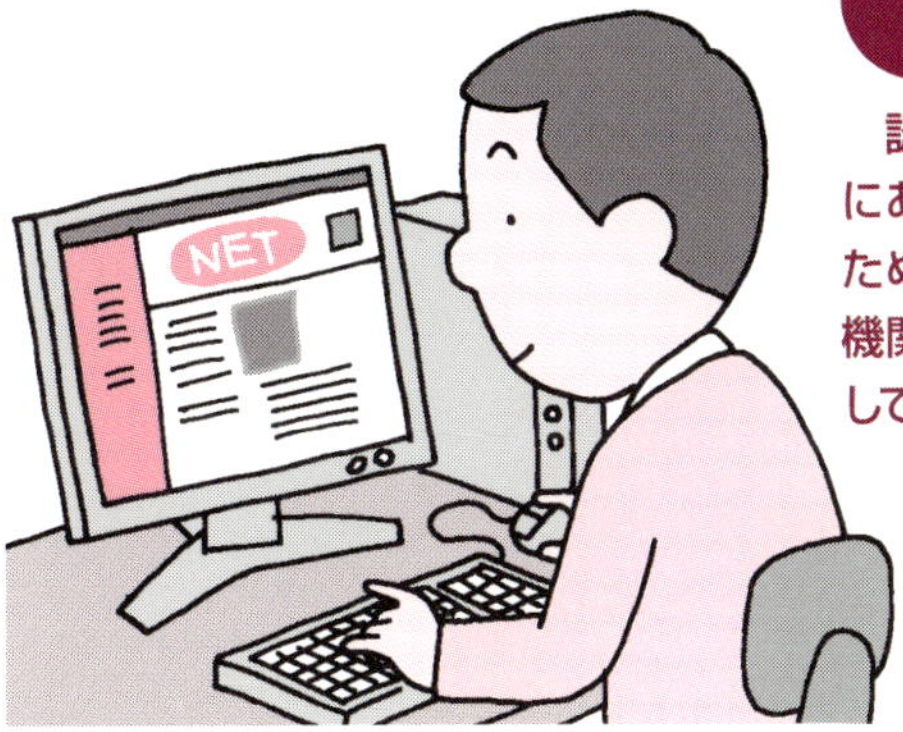

患者さんひとりで探すのは難しい

認知行動療法のなかから自分にあったものを探し、受診するためには、かかりつけ医や医療機関、保健センターなどに相談して紹介を受けるのが得策です。

「認知行動療法」で検索すれば多くの機関がみつかるが……

認知行動療法の専門家

医療機関

かかりつけの機関に相談するなかで紹介してもらう
（90ページ参照）

かかりつけ医に病態や生活環境、希望を把握してもらっているので、自分にあった医療機関につながる

→ 自分にあった、技術の確かな

精神保健福祉センター

精神疾患についての情報提供が受けられる。近隣医療機関の情報を聞ける場合がある

個人的な事情は考慮してもらえないが、公的な情報網のなかから、確かな機関へ行ける

→ 技術の確かな

インターネット

認知行動療法の実施機関がすぐにみつかる。ただし、質の保証はない

受診してみないと、自分の病態にあったものかどうか、判明しない

→ 詳細のわからない

医療機関の広がり

学会や研究会、NPOの普及活動

認知行動療法の専門家や支援者を増やし、より身近な治療法とするために、さまざまな団体が普及活動につとめています。

専門家どうしのつながり

専門家は、情報の共有や交換をはかるために、専門家どうしで各種の団体を設立して、定期的に学会や研究会を開いています。

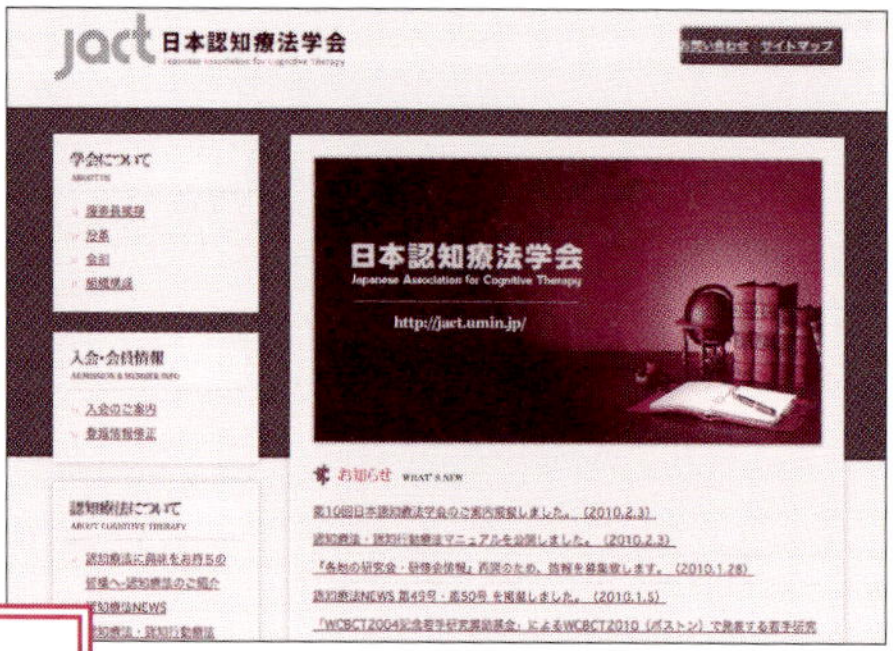

日本認知療法学会のホームページ
（http://jact.umin.jp/）

各種学会

日本認知・行動療法学会や日本認知療法学会、日本不安症学会などの学会が、認知療法や認知行動療法について研究や情報交換をおこなっている

東京認知行動療法アカデミー

認知行動療法を学ぶ機会をもうけて、治療者の養成をおこなっている組織。年4回程度のワークショップをおこない、専門家による講義を実施している

各種研究会

各地の大学や医療機関などで、自主的に研究会が開かれている。専門家どうしで小グループをつくり、情報交換をおこなって、治療の質を高めている

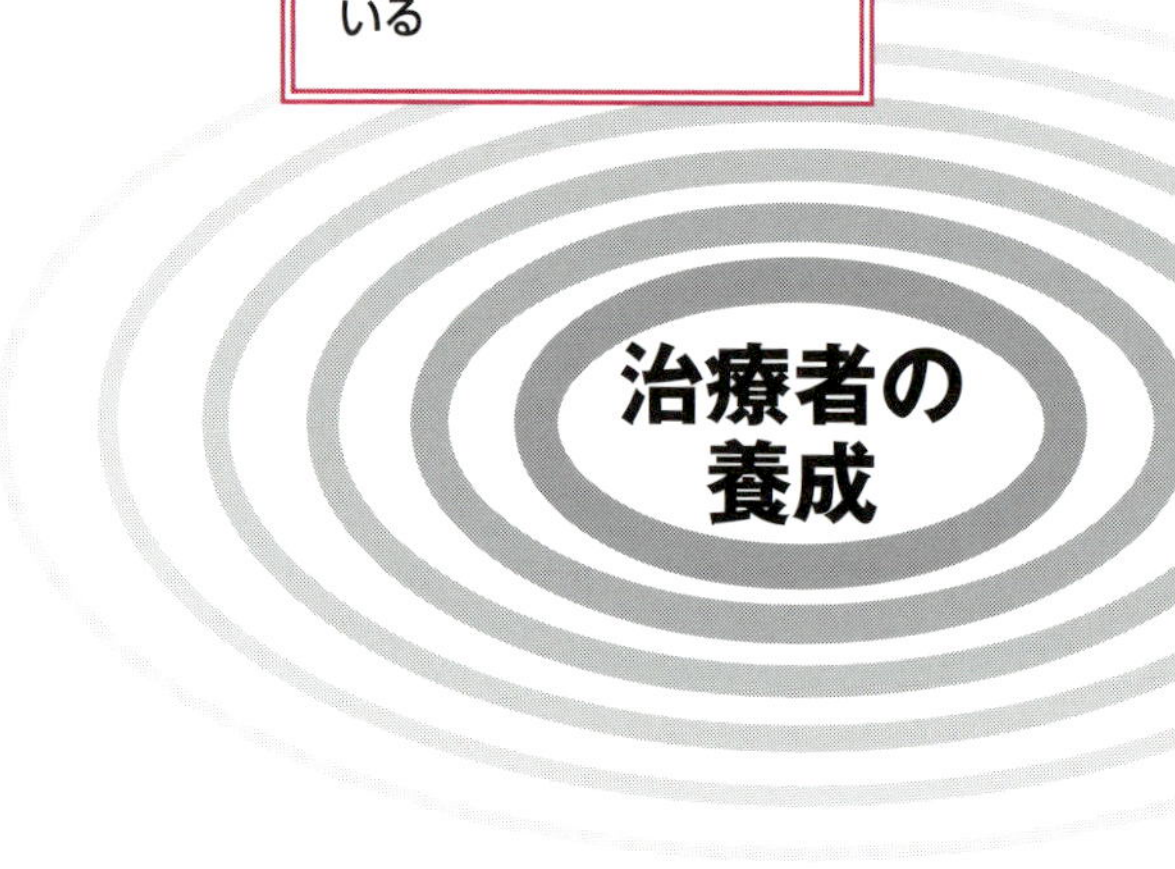

専門家どうしが協力関係を築き、治療者全体の質的・量的なレベルアップをはかっている。熟練した質の高いセラピストの養成が進んでいる

じょじょに広まっている

認知行動療法は、日本全国に着実に広まっています。

学会やアカデミー、研究会などの設立によって、専門家どうしの連携が深まり、治療法の普及や発展が進みました。

また、テレビや新聞などで、認知行動療法が海外で高く評価されていることが報道され、患者さん側からの関心も高まっています。

社会全体が、認知行動療法への興味・関心をもち、期待が高まっている状況です。今後はますます普及が進み、治療を受けやすい環境が整っていくでしょう。

海外にも学会がある

海外には、世界規模で活動する世界行動療法認知療法会議・WCBCTがあります。二〇〇四年には神戸で大会が開かれ、日本における認知行動療法の普及に大きな影響を与えました。

イギリスの行動認知療法学会・BABCPやアメリカの行動療法認知療法学会・ABCTなどは、三〇年以上の歴史をもつ学会です。

認知行動療法を知っている人が増えれば増えるほど、治療への支えも受けやすくなる。一般層への普及も大切なこと

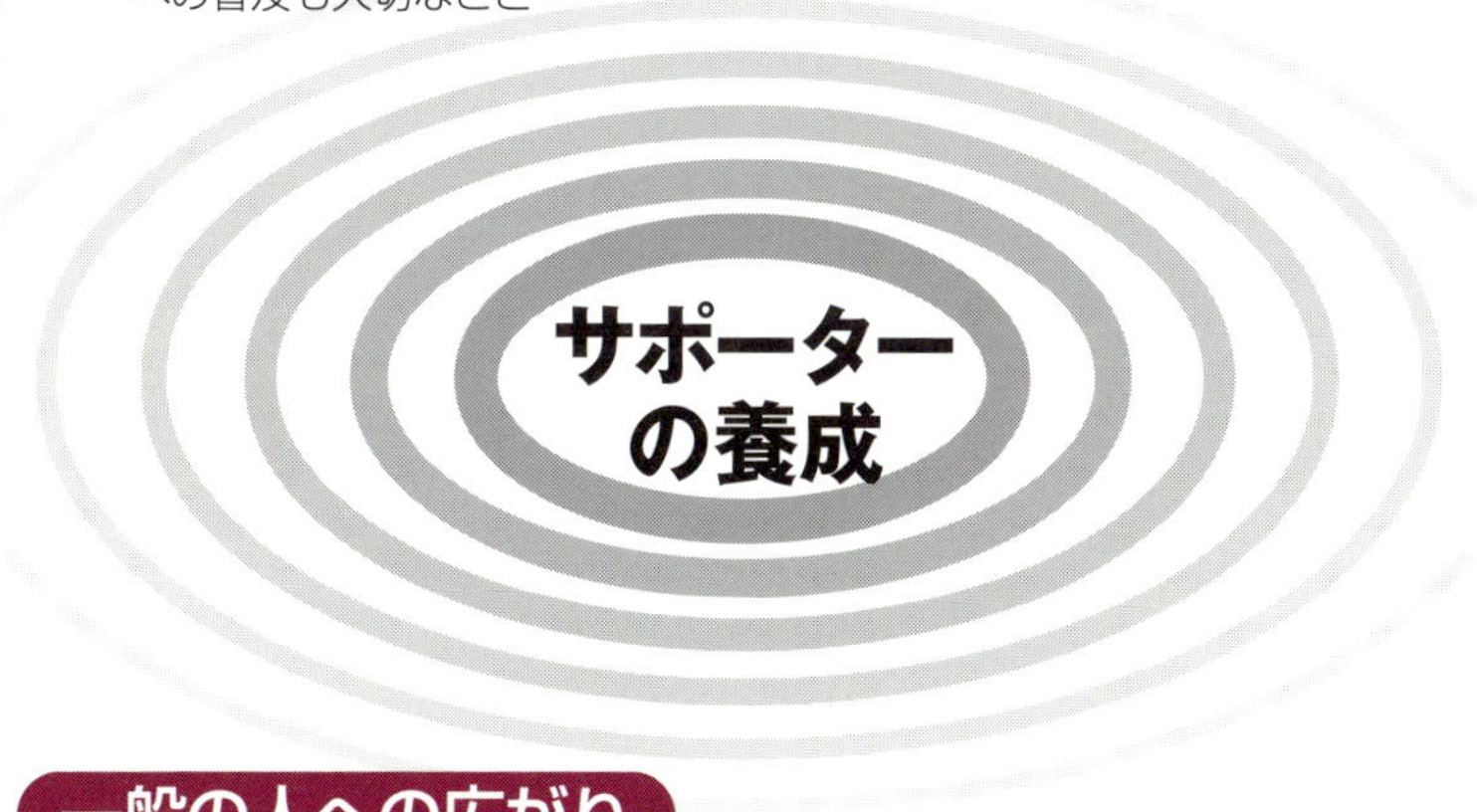

一般の人への広がり

NPO法人や患者さんの団体、地方自治体、保健医療福祉機関などによる情報発信も、治療法の普及につながる、重要なポイントのひとつです。

患者さんの会

同じ障害がある患者さんどうしで集まり、症状や治療法などの情報を交換している会がある

地方自治体など

市区町村の役所や、保健医療福祉機関などが認知行動療法関連のセミナーを実施するなど、一般向けの普及活動はさまざまな機関でおこなわれている

医療機関の広がり

千葉大学が専門家の養成をスタート

日本では認知行動療法の専門家を養成する制度が、必要とされています。そのさきがけが、千葉大学によるトレーニングコースです。イギリスの国家的なとりくみを参考につくられた制度です。

二〇一〇年スタートの新たなとりくみ

千葉大学が、二〇一〇年四月から「千葉認知行動療法士トレーニングコース」を開始しました。

認知行動療法の専門家が、講義やワークショップを通じて、医師や心理職、看護師、精神保健福祉士などの医療スタッフに治療の専門知識を伝えています。

同コースは毎年開催され、年間二〇名程度の医療スタッフが、認知行動療法士として養成・認定されています。

日本版IAPTをめざして

千葉大学のとりくみは、イギリスのIAPT（二六ページ参照）を参考に計画されました。イギリスではセラピスト養成の計画を立て、すでに実践をはじめて成功をおさめています。

厚生労働省による医療資格をもつ人が、医学系の大学院で臨床実践をおこないながら、研究者としての科学的な考え方を身につけ、医学博士・認知行動療法士になるのが理想的なモデルです。

日本の心理職の現状

日本には心理職の国家資格がありませんでしたが、2015年に公認心理師法が成立し、現在は国家資格試験が実施されています。臨床心理士やカウンセラーなどの民間資格とともに、認知行動療法を学ぶ心理職として活動することが期待されます。

公認心理師

国家資格。2018年から
資格試験が実施されている。
認知行動療法の治療者として
活動することが
期待される

臨床心理士など

学会資格や民間資格など。
関連団体に認定されるもので、
臨床心理士やカウンセラーなど。
認知行動療法を学び、活動
している人もいる

認知行動療法士

現時点で、認知行動療法の
治療者の国家資格はない。
研修などを受けた人が
学会資格などを取得し、
活動している

臨床家は科学者でもあるという理念のもとで指導を受け、認知行動療法の専門家に。医科学研究の素養が必須

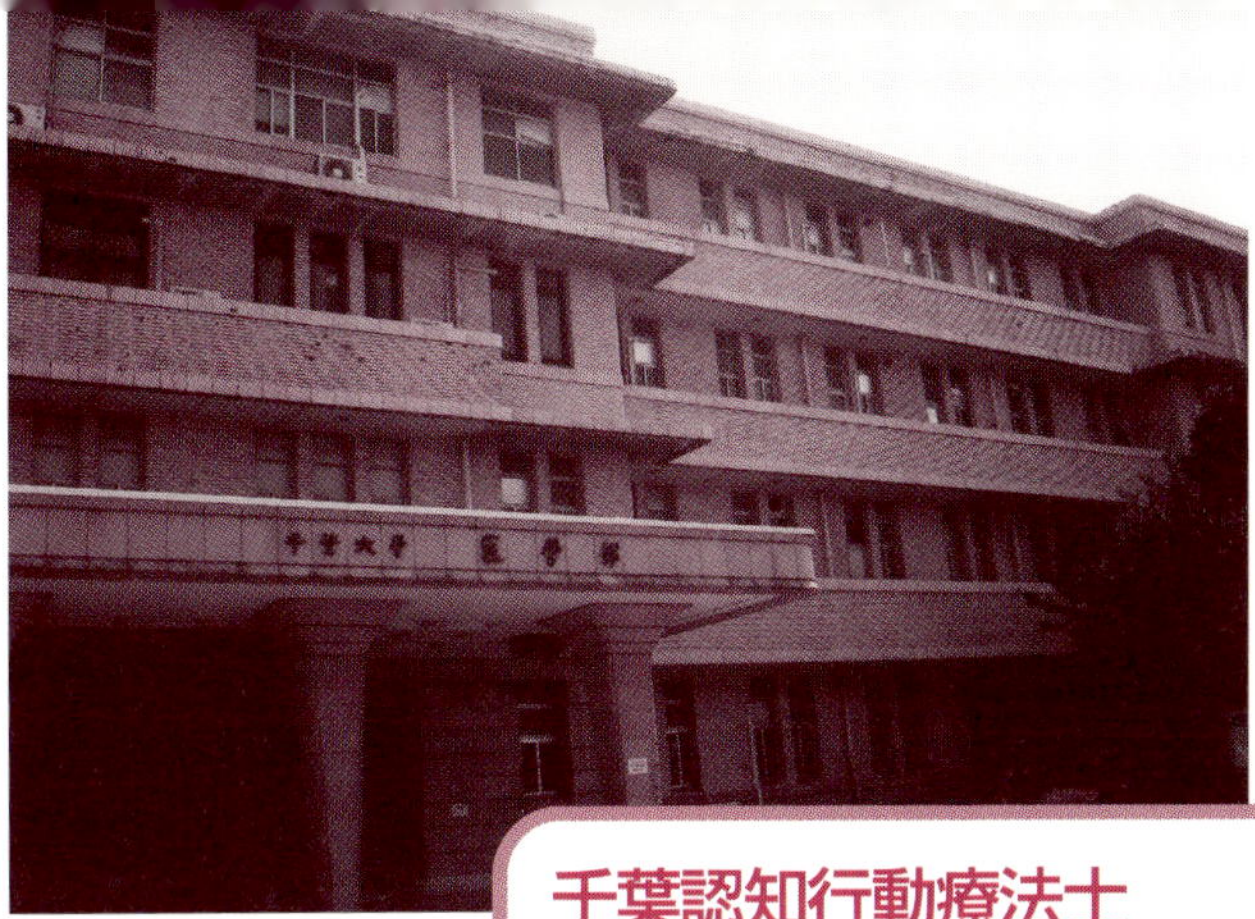

千葉大学医学部がトレーニングコースを実施している

千葉大学のとりくみ

千葉大学による養成コースは、千葉県や近隣地域の医療スタッフを集めて実施されています。地域に認知行動療法を根づかせ、将来的にはほかの都道府県にもシステムを伝えていこうという長期的なとりくみです。

千葉認知行動療法士トレーニングコース

精神科医、心理職、精神保健福祉士、作業療法士、看護師、保健師などの医療スタッフが参加。参加者は認知行動療法の専門家の指導や助言を受けながら、認定までに最低8人の患者さんを完治させるため、200時間以上の面接やセラピーをおこなう。その結果を専門家が評価して、治療が規定のレベルに達していれば、認知行動療法士として認定される

参加者の募集

↓

専門家による書類・面接選考

↓

週1回×2年間のトレーニングで治療法を体得

↓

療法士として認定

認定された療法士が、医療機関で認知行動療法の正しい技術を伝える。理解者や支援者が増える

療法士はコース修了後、千葉県や近隣地域で認知行動療法を実践する。スーパーバイザーに定期的に報告して、治療効果を確認

千葉大学のとりくみが順調に進めば、ほかの都道府県でも同様の計画を立てることができる。全国への広がりが期待される

COLUMN

最新情報・関連情報が得られるホームページ

新たな情報はホームページで

認知行動療法は、日本ではまだ普及途中の治療法です。今後も新たな情報が登場して、治療環境は様変わりしていくでしょう。

関連団体や厚生労働省などのホームページを活用して、状況の変化を確認しながら、治療にとりくむとよいでしょう。

また、セルフ・ヘルプに利用できるホームページもできはじめています。それらも役立てながら、治療を進めてください。

●認知行動療法の関連団体のホームページ

■日本認知療法学会（http://jact.umin.jp/）学会の開催情報や報告のほかに、「認知療法NEWS」を公開。内容は専門家向けだが、誰でも閲覧できる
■東京認知行動療法アカデミー（https://fuanclinic.com/tokyo_cbt_academy）医療関係者向けの講座を開催。インターネット上でも受講できる
■千葉認知行動療法プロジェクト（https://www.cocoro.chiba-u.jp/chibacbt/）認知行動療法の概要や、千葉認知行動療法士トレーニングコースのことがわかる

●公式発表のあるホームページ

■厚生労働省：障害者福祉：心の健康（http://www.mhlw.go.jp/stf/seisakunitsuite/bunya/hukushi_kaigo/shougaishahukushi/kokoro/index.html）うつ病や認知行動療法、自立支援医療などについての情報が公開されている。厚生労働省規定による認知療法・認知行動療法のマニュアルが閲覧できる

●セルフ・ヘルプCBTに役立つホームページ

■こころのスキルアップ・トレーニング（http://www.cbtjp.net/）精神科医・大野裕が発案・監修した認知行動療法活用サイト。ストレスの対処法が練習できる
■「ここれん」心の練習5分間（https://www.cocoro.chiba-u.jp/chibacbt/kokoren/contents.html）千葉大学が監修した心の健康づくりサイト。7つの質問で自分の悩みをとらえなおすことができる

■監修者プロフィール

清水 栄司（しみず・えいじ）

1965年、山梨県生まれ。千葉大学大学院医学研究院教授、精神科医。90年、千葉大学医学部卒業。プリンストン大学留学、千葉大学医学部附属病院精神神経科などをへて、現職。専門は認知行動生理学、認知行動療法など。千葉大学にて認知行動療法士トレーニングコースを主宰。

著書に『パニック障害ハンドブック』（医学書院、分担執筆）、訳書に『認知行動療法の科学と実践』（星和書店、分担翻訳）など。

●編集協力
オフィス201
●カバーデザイン
松本桂
●カバーイラスト
長谷川貴子
●本文デザイン
勝木雄二
●本文イラスト
千田和幸
松本剛

健康ライブラリー　イラスト版

認《に》知《ち》行《こう》動《どう》療《りょう》法《ほう》のすべてがわかる本《ほん》

2010年5月10日　第1刷発行
2023年12月12日　第13刷発行

監　修　清水栄司（しみず・えいじ）
発行者　髙橋明男
発行所　株式会社講談社
東京都文京区音羽二丁目12-21
郵便番号　112-8001
電話番号　編集　03-5395-3560
販売　03-5395-4415
業務　03-5395-3615
印刷所　TOPPAN株式会社
製本所　株式会社若林製本工場
N.D.C. 493　98p　21cm

ISBN978-4-06-259444-8

■参考資料

伊藤絵美著『認知療法・認知行動療法カウンセリング初級ワークショップ』（星和書店）
井上和臣著『認知療法の世界へようこそ』（岩波書店）
内山喜久雄／坂野雄二編『認知行動療法の技法と臨床』（日本評論社）
大野裕著『こころが晴れるノート　うつと不安の認知療法自習帳』（創元社）
熊野宏昭／久保木富房編『パニック障害ハンドブック　治療ガイドラインと診療の実際』（医学書院）
David M. Clark／Christopher G. Fairburn著／伊豫雅臣監訳『認知行動療法の科学と実践』（星和書店）
下山晴彦編『認知行動療法』（金剛出版）
ポール・スタラード著、下山晴彦監訳『子どもと若者のための認知行動療法ガイドブック　上手に考え、気分はスッキリ』（金剛出版）
※各ホームページの情報は、刊行当時のものです。

KODANSHA

講談社　健康ライブラリー　イラスト版

新版 入門 うつ病のことがよくわかる本

日本うつ病センター顧問
野村総一郎　監修

典型的なうつ病から、薬の効かないうつ病まで、最新の診断法・治療法・生活の注意点を解説。

ISBN978-4-06-259824-8

うつ病の人に言っていいこと・いけないこと

品川駅前メンタルクリニック院長
有馬秀晃　監修

うつ病の人に「がんばって」は禁句？　タブーな言葉や励まし方などうつ病の長期化、再発を防ぐ接し方がわかる本。

ISBN978-4-06-259781-4

社交不安症がよくわかる本

医療法人和楽会理事長
貝谷久宣　監修

「対人恐怖」は性格ではなく、治せる病気。認知行動療法や薬物療法、マインドフルネスなど、有効な治療法がある。

ISBN978-4-06-259811-8

なかなか治らない難治性のうつ病を治す本

杏林大学教授　はるの・こころみクリニック院長
田島　治　監修

うつ病が治らないのは薬のせい？　じつは双極性障害？　治療法を見直して不要な薬を整理し、心の回復力をつける

ISBN978-4-06-516188-3

依存症がわかる本
防ぐ、回復を促すためにできること

国立精神・神経医療研究センター精神保健研究所薬物依存研究部部長
松本俊彦　監修

依存症とは？　どうすればやめられる？　薬物、アルコール、ギャンブルなど、深みにはまる理由から回復への行程まで解説。

ISBN978-4-06-523723-6

認知行動療法セルフケアブック　職場編

千葉大学大学院　医学研究院教授
清水栄司　監修

書きこみ式シートを使って、自宅で認知行動療法にチャレンジ！　完璧主義や人間不信を解消しよう。

ISBN978-4-06-259771-5

講談社　こころライブラリー　イラスト版

うつ病の人の気持ちがわかる本

大野裕、NPO法人コンボ　監修

病気の解説本ではなく、本人や家族の心を集めた本。言葉にできない苦しさや悩みをわかってほしい。

ISBN978-4-06-278966-0

双極性障害（躁うつ病）の人の気持ちを考える本

順天堂大学医学部精神医学講座主任教授
加藤忠史　監修

発病の戸惑いとショック、将来への不安や迷い……。本人の苦しみと感情の動きにふれるイラスト版。

ISBN978-4-06-278970-7